MIT DER EIGENEN STIMME ZUR INNEREN HARMONIE

Die NadaBrahma Stimmanalyse

FRIEDRICH LEITNER

JUNI 2008

INHALT

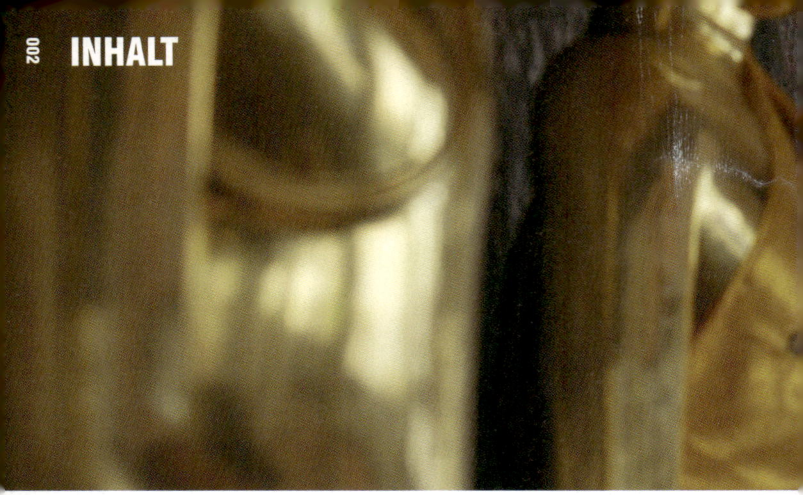

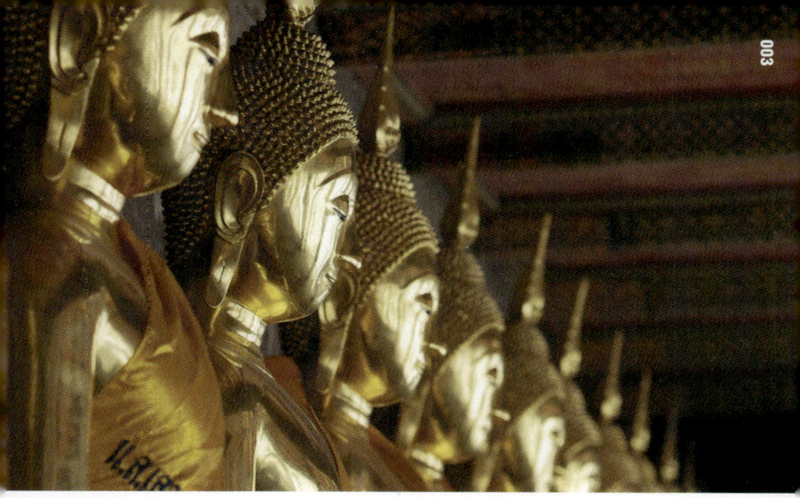

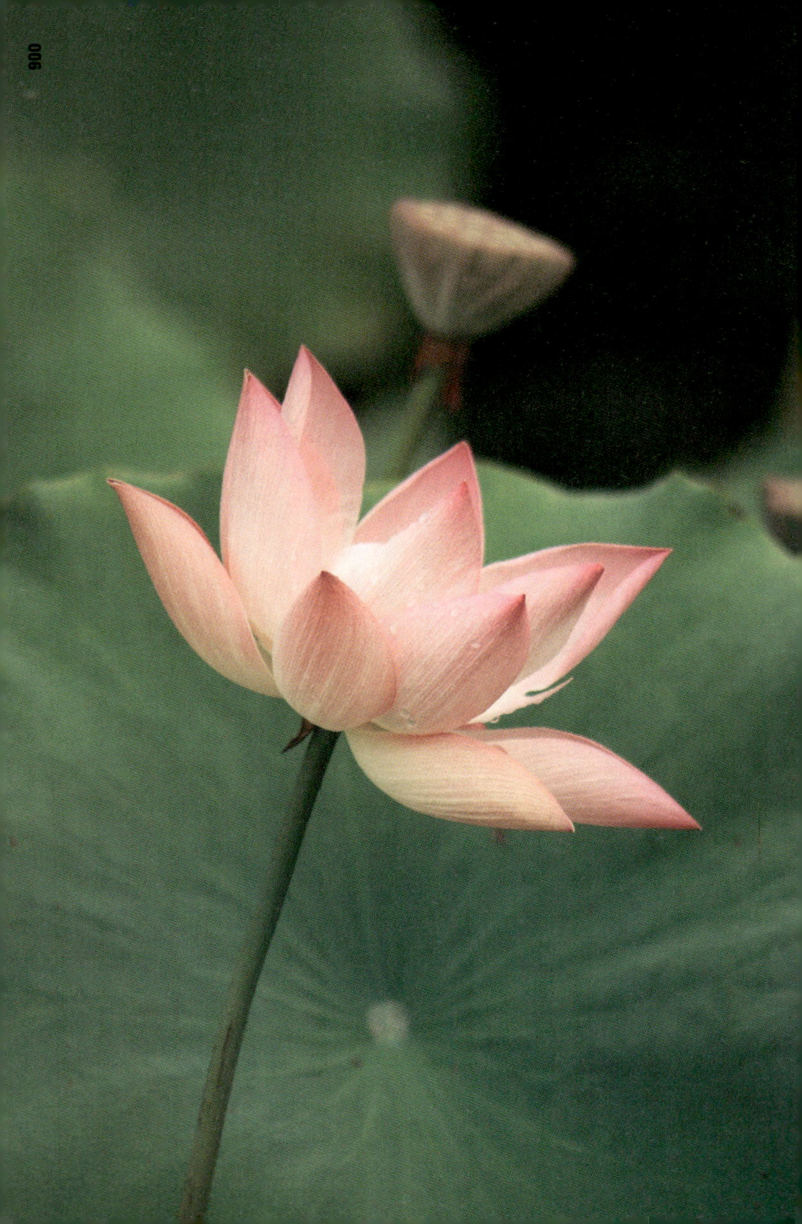

EDITORIAL

Die Aussage „mit der eigenen Stimme zur inneren Harmonie" mag Ihnen vielleicht etwas gewagt vorkommen. Aber wenn Sie den Zusammenhang von Klang und Materie und den Einfluss von Harmonie und Disharmonie kennenlernen, werden Sie nachvollziehen können, dass unsere Stimme ein Instrument zur Herstellung der inneren Harmonie ist.

NadaBrahma ist eine alte Wissenschaft, die ihren Ursprung in den Veden hat. Die Veden werden als die ältesten – aus Indien stammenden – Schriften und Wiege aller Religionen und Philosophien betrachtet. „Nada" bedeutet Klang und „Brahma" bedeutet Gott bzw. Universum. NadaBrahma bedeutet der göttliche Klang bzw. der universelle Klang. Aus dem NadaBrahma-Wissen geht hervor, dass jeder Mensch einen individuellen Grundton besitzt. Dieser gibt Aufschluss über Charakter, Eigenschaften, Fähigkeiten, Stärken und Schwächen, Vorlieben und Abneigungen, Probleme, Sorgen, Ängste, Widerstände usw.

Wer seinen Grundton und die dazugehörigen Gesetzmäßigkeiten kennt, lernt sich selbst besser kennen, kann sein Leben positiv beeinflussen, bringt sich dadurch in die Mitte, in emotionale Ausgeglichenheit, vermeidet Schwierigkeiten und Probleme, legt Ängste und Sorgen ab und kann sich in der Partnerschaft und im Beruf besser entfalten. Es ist der Schlüssel zur inneren Harmonie.

Wissenschaftler haben entdeckt, dass der menschliche Körper einer Symphonie gleicht. Sie fanden heraus, dass jede menschliche Zelle einen Ton von sich gibt und sie stellten erstaunt fest, dass gesunde Zellen sich mit harmonischen Tönen an dieser „Symphonie" beteiligen und kranke Zellen mit disharmonischen, schrillen und krächzenden Tönen die „Symphonie" stören. Diese wissenschaftliche Entdeckung bestätigt die Lehre von NadaBrahma, dass Disharmonie Krankheit verursacht und Harmonie die Gesundheit fördert.

Dieses Buch ist Ihrer inneren Harmonie gewidmet.

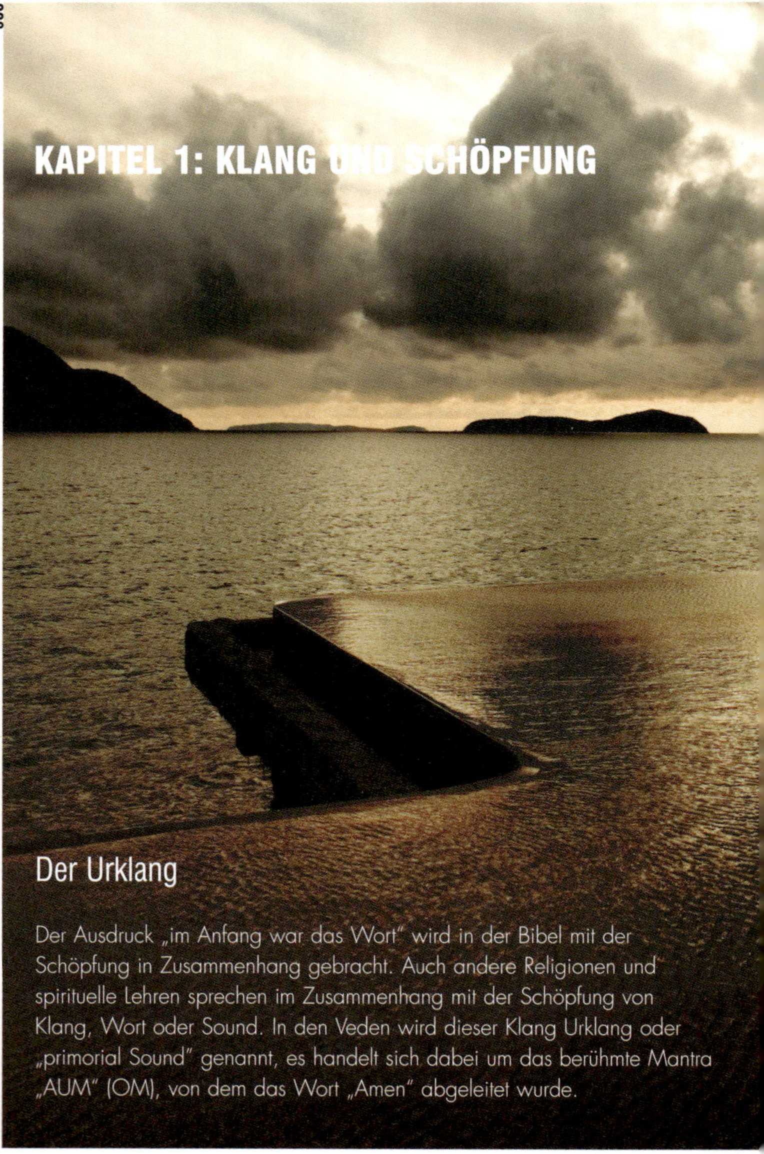

KAPITEL 1: KLANG UND SCHÖPFUNG

Der Urklang

Der Ausdruck „im Anfang war das Wort" wird in der Bibel mit der Schöpfung in Zusammenhang gebracht. Auch andere Religionen und spirituelle Lehren sprechen im Zusammenhang mit der Schöpfung von Klang, Wort oder Sound. In den Veden wird dieser Klang Urklang oder „primorial Sound" genannt, es handelt sich dabei um das berühmte Mantra „AUM" (OM), von dem das Wort „Amen" abgeleitet wurde.

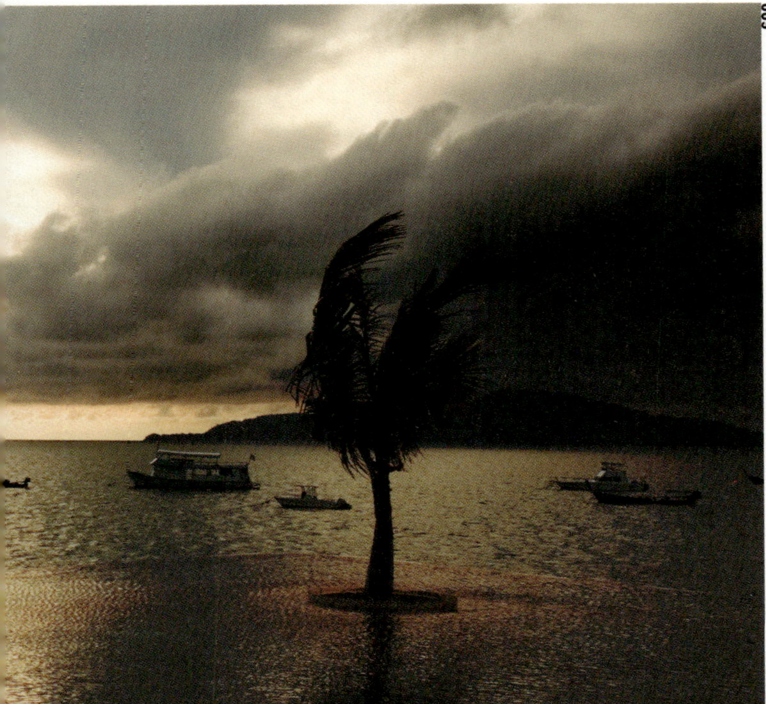

Das Bindeglied zwischen Ursache und Wirkung

NadaBrahma beschäftigt sich mit Klängen, Farben, Harmonie und Disharmonie und deren Wirkungen auf den Menschen. Vor allem aber mit dem Urklang „AUM".

Laut NadaBrahma ist „AUM" der Urklang, aus dem alles entsteht, der alles erhält und in dem sich alles wieder auflöst.

AUM ist das Bindeglied zwischen:

- dem Ewigen und dem Vergänglichen
- der Einheit und der Dualität
- dem Schöpfer und der Schöpfung
- der Ursache und der Wirkung
- Gott und dem Menschen

Und es wurde Licht

Aus dem Klang heraus entsteht das Licht. Oft wird das Gegenteil angenommen, aber die moderne Wissenschaft hat bereits belegt, dass Licht aus Klang besteht!

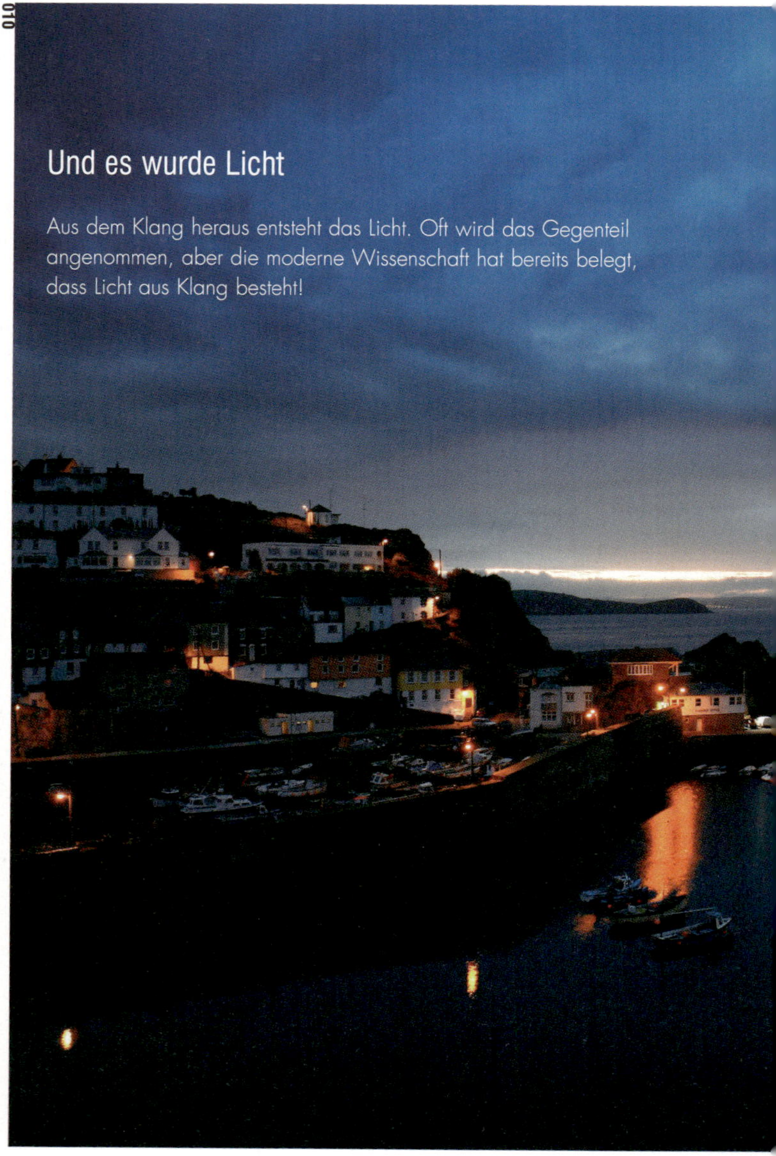

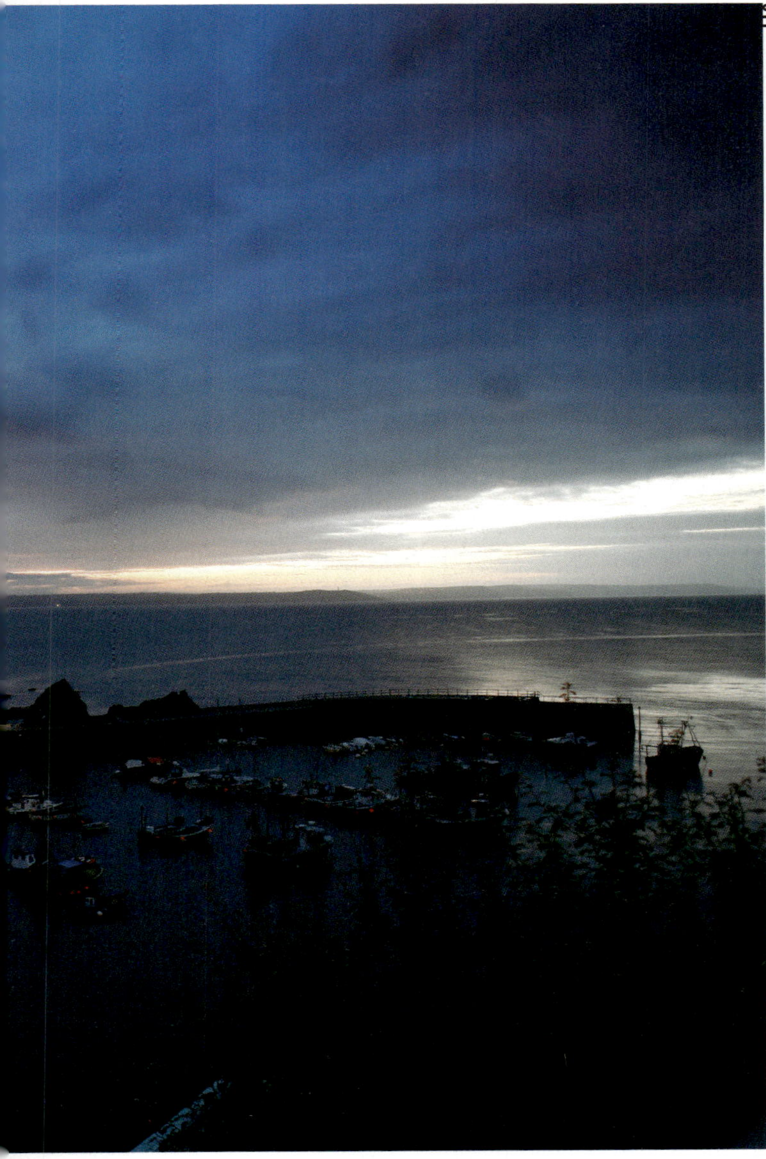

Die Schöpfung beginnt

Klang benötigt zur Entstehung zwei Komponenten, nämlich Raum und Zeit. Wenn man dem Klang die Zeit nimmt, verstummt er und genauso verhält es sich mit dem Raum. Auch das Universum benötigt genau diese beiden Komponenten. Daraus lässt sich schließen, dass das Universum im Grunde aus Klang besteht.

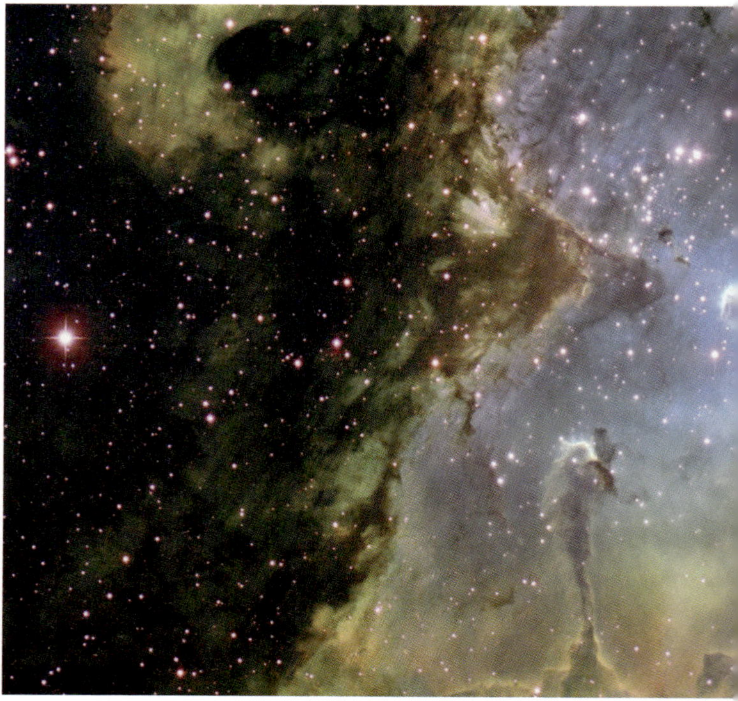

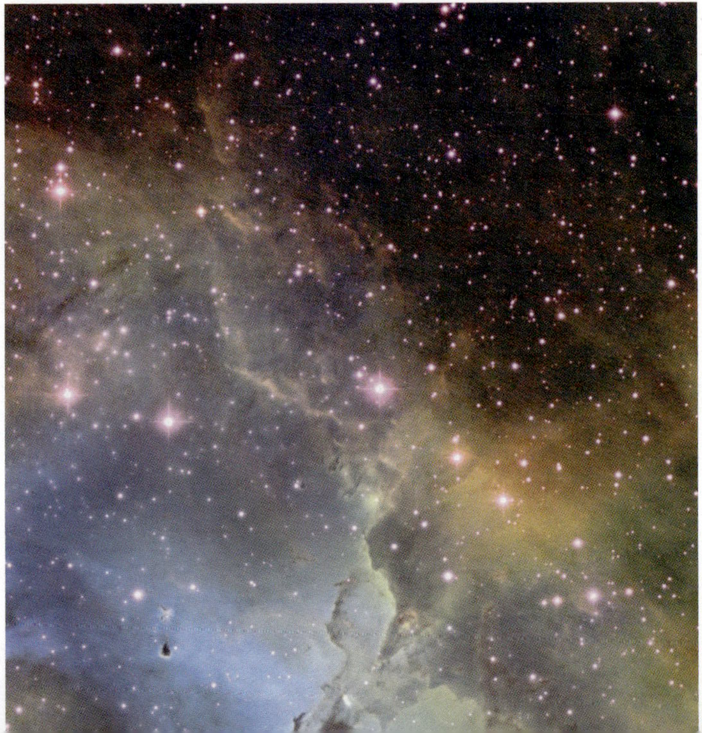

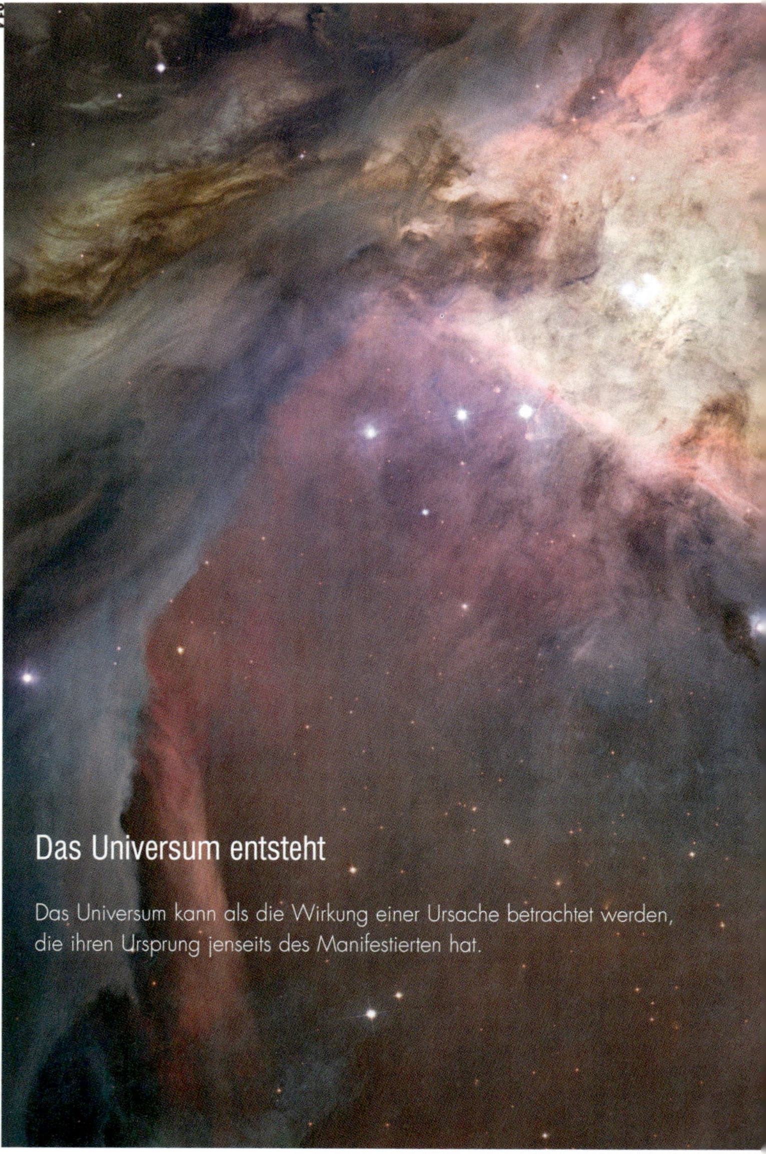

Das Universum entsteht

Das Universum kann als die Wirkung einer Ursache betrachtet werden, die ihren Ursprung jenseits des Manifestierten hat.

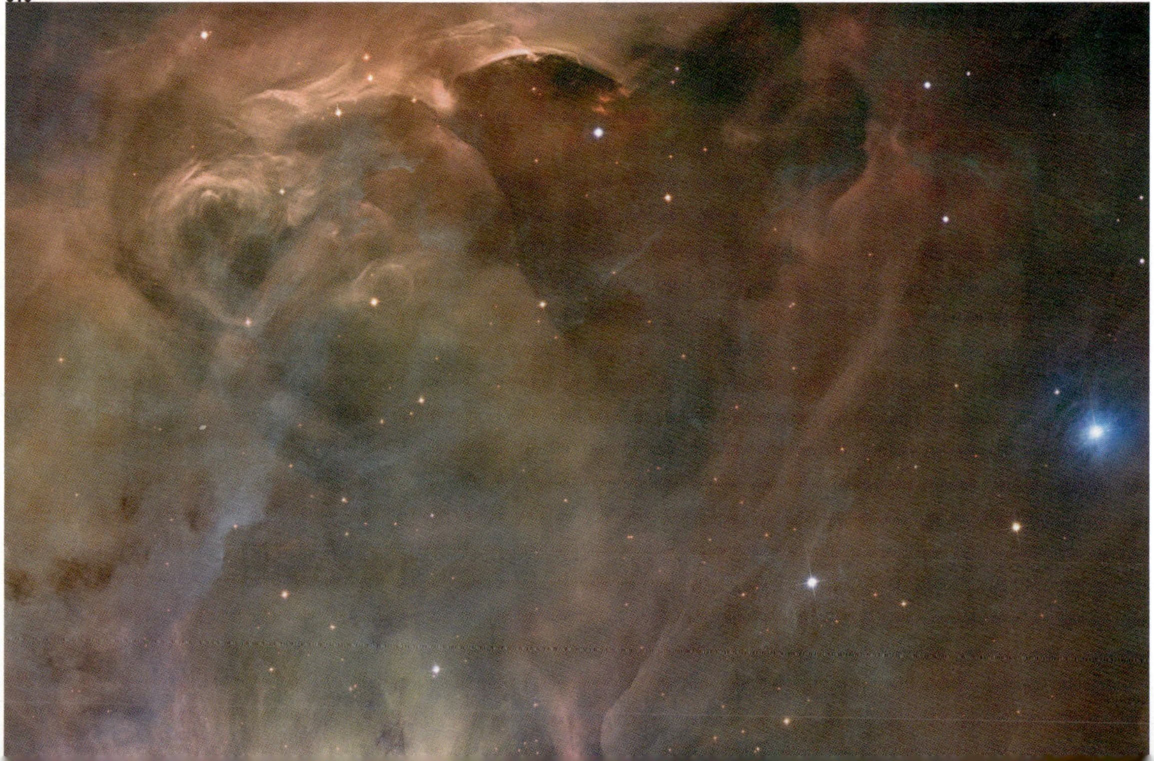

Was ist Materie?

Wenn ich Ihnen jetzt sage, dass Materie Klang ist, werden Sie vielleicht ungläubig den Kopf schütteln.

Materie = Atome

Wenn wir jedoch Schritt für Schritt in die Materie gehen, so ist diese provokante Aussage leicht nachvollziehbar. Halten wir zunächst fest, dass Materie aus Atomen besteht.

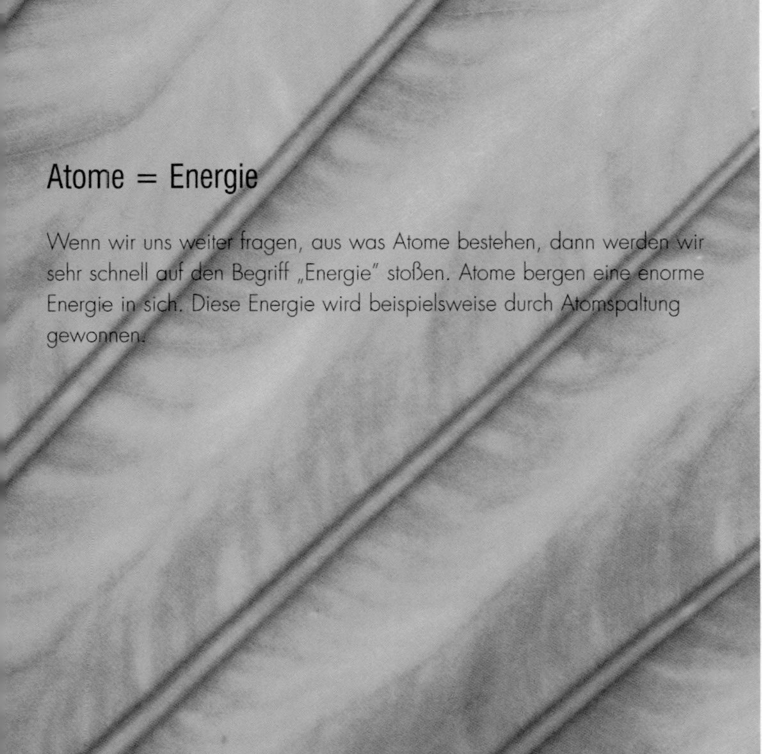

Atome = Energie

Wenn wir uns weiter fragen, aus was Atome bestehen, dann werden wir sehr schnell auf den Begriff „Energie" stoßen. Atome bergen eine enorme Energie in sich. Diese Energie wird beispielsweise durch Atomspaltung gewonnen.

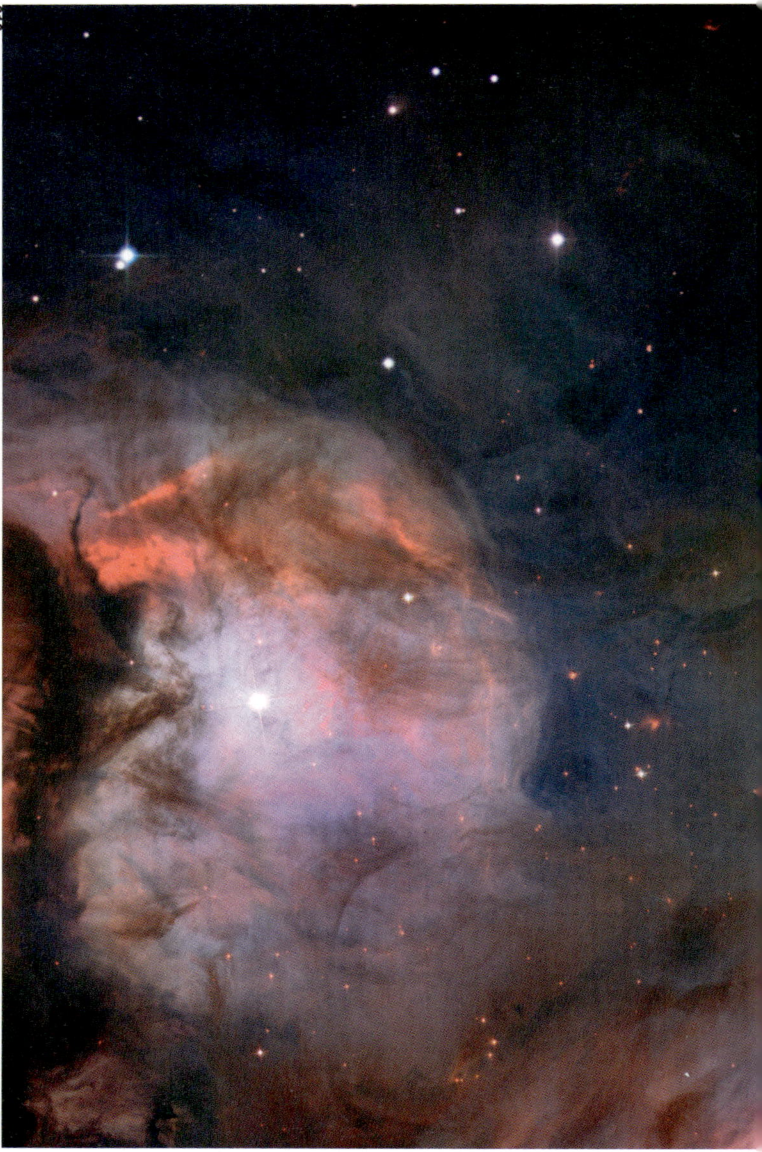

Energie = Schwingung

Schwingung = Klang

Jede Bewegung – auch wenn sie noch so fein und subtil ist – erzeugt Klang. Beispiel: Sie können eine Fliege hören, wenn sie an Ihnen vorbeifliegt (aber sicher nicht, weil sie beim Fliegen schreit). Ob wir Klänge mit unserem Gehör wahrnehmen können oder nicht, hängt einerseits von der Lautstärke ab und andererseits von der Frequenz.
Der Klang (Schwingungsenergie) der Sonne trifft die Erde zwar sehr stark, aber wir können ihn nicht hören, weil er viele Oktaven unter dem wahrnehmbaren Frequenzbereich schwingt. Unsere Körperzellen wiederum tönen so leise, dass wir sie nicht hören können. Trotzdem können wir nicht hörbare Klänge spüren.

KAPITEL 3: ALLES IST KLANG

Alles hat einen eigenen individuellen Klang

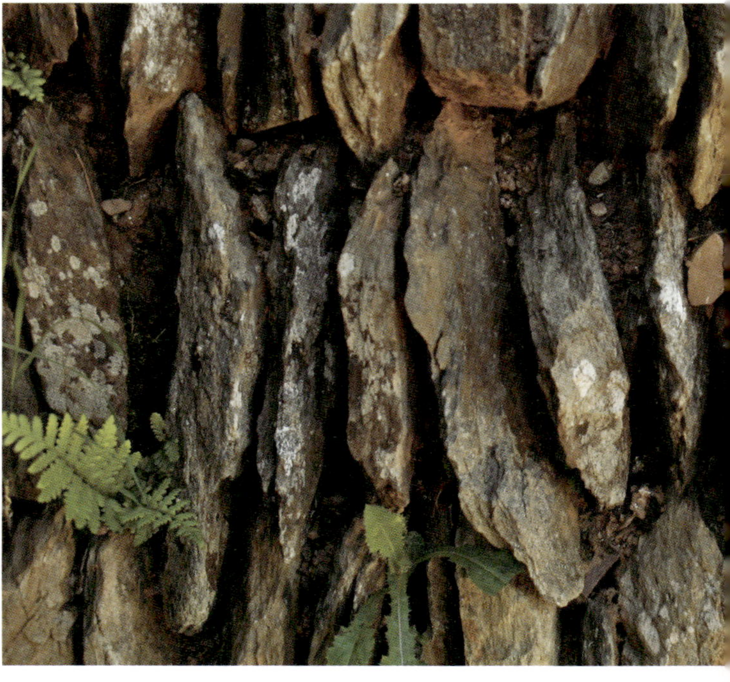

Jeder Stein

Habe Sie sich schon einmal gefragt, warum Sie einen bestimmten Stein mögen und Ihr Nachbar einen ganz anderen? Möglicherweise glauben Sie, dass dies an der Farbe oder Gestalt des Steins liegt. In Wahrheit ist es die Schwingung bzw. der Klang des Steines. Ist dieser in Harmonie mit Ihrer eigenen Schwingung, so werden Sie ihn mögen, ist er jedoch in Disharmonie, so werden Sie ihn nicht mögen.

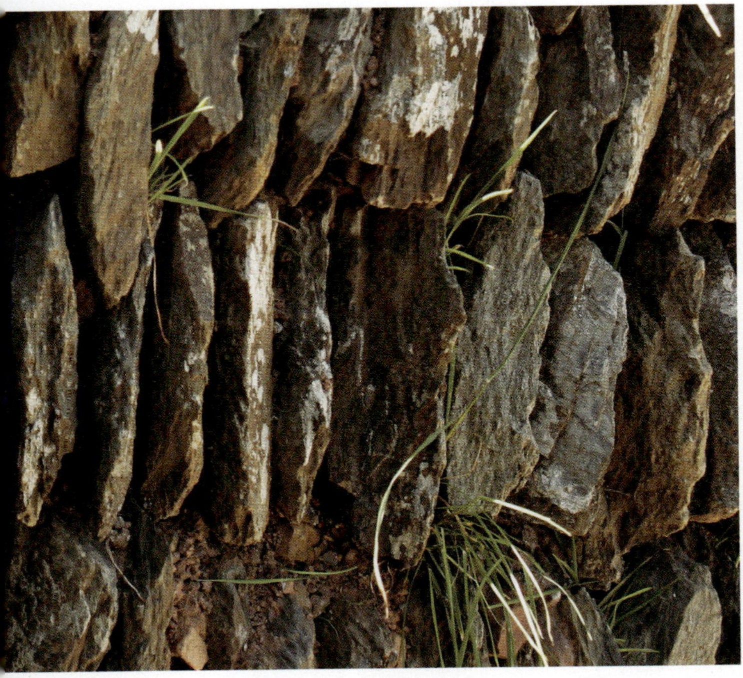

Jede Pflanze hat ihren individuellen Klang

Auch bei Pflanzen hat jeder Mensch seine Vorliebe und auch hier ist der wahre Grund die besondere Schwingungsenergie.

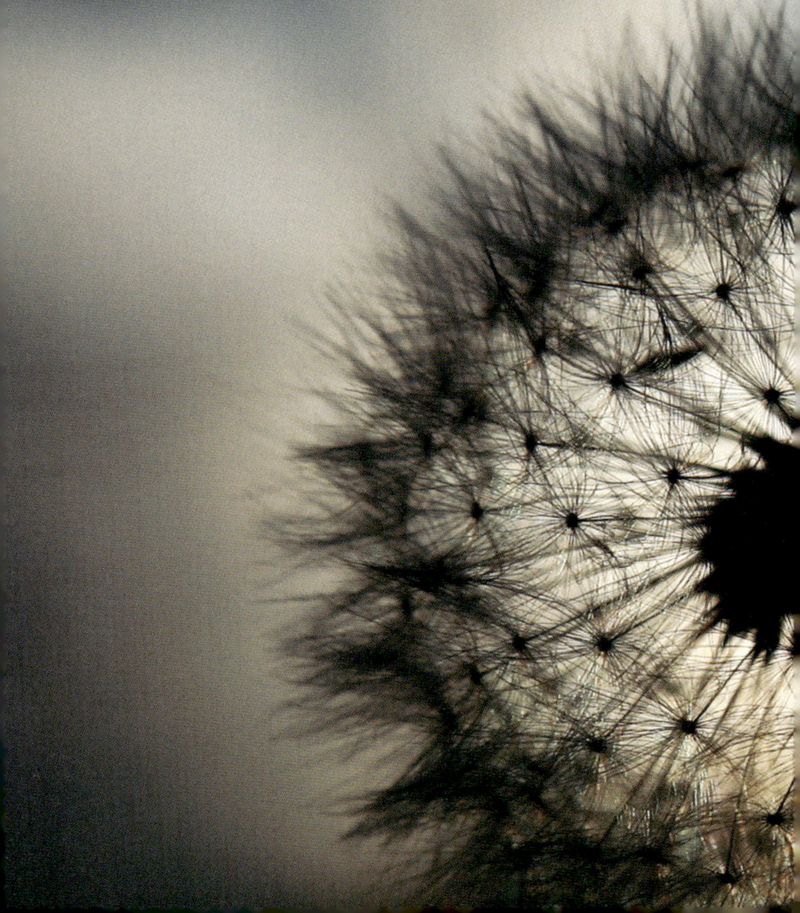

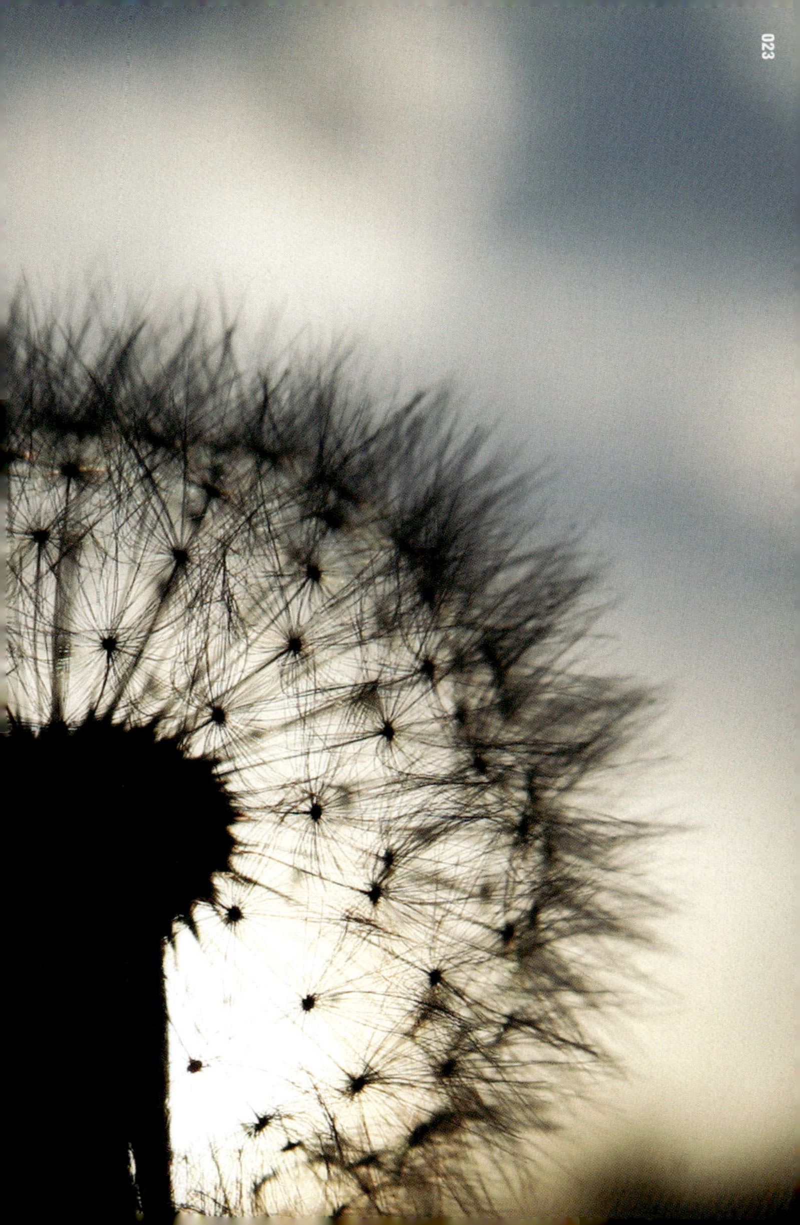

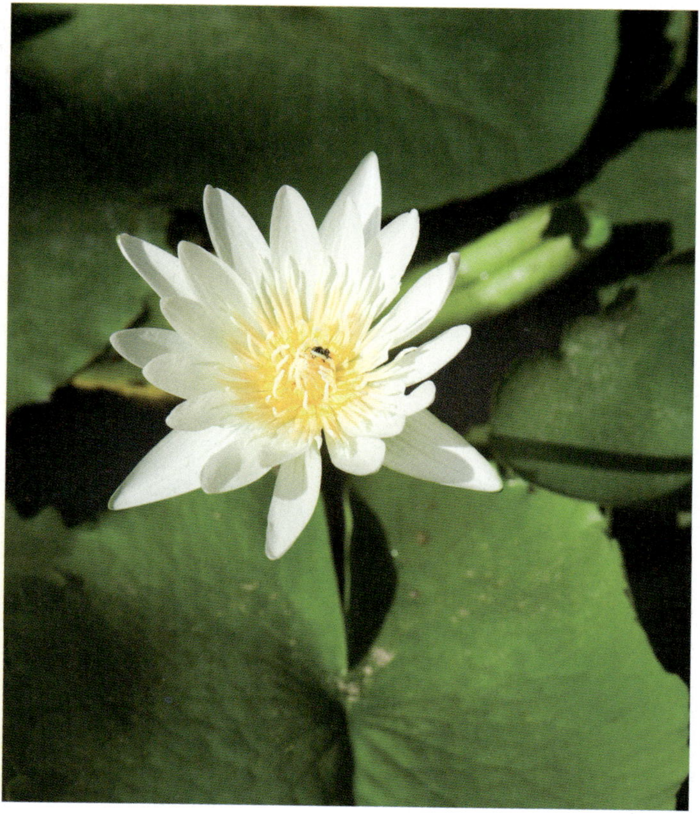

Jedes Insekt hat seinen individuellen Klang

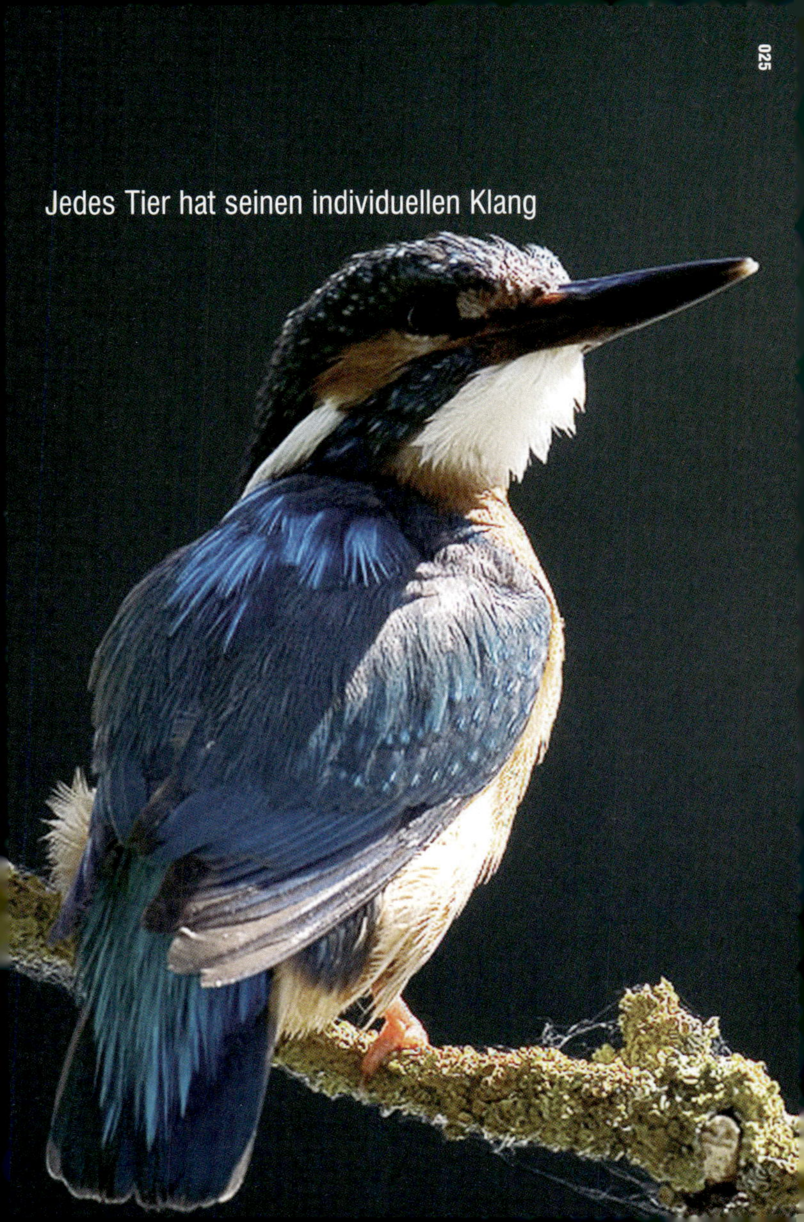
Jedes Tier hat seinen individuellen Klang

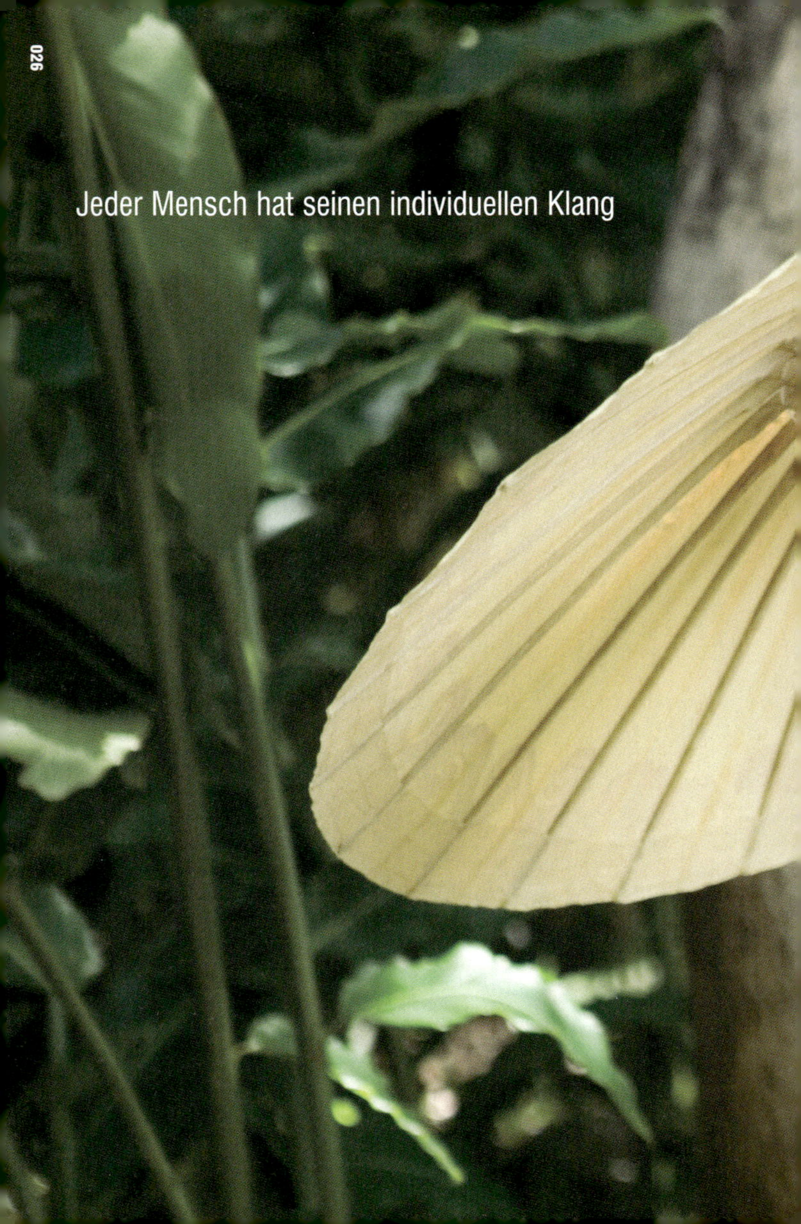

Jeder Mensch hat seinen individuellen Klang

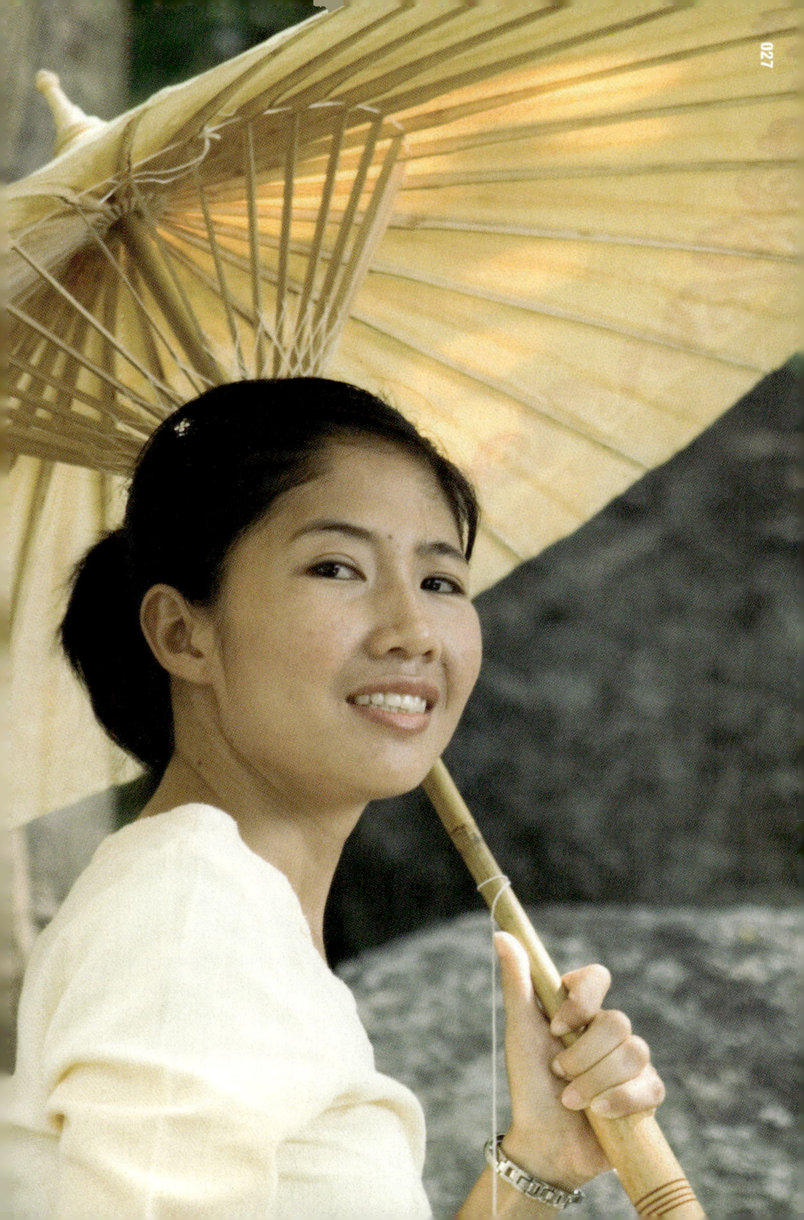

Der Mensch ist Klang

Jeder Mensch sendet eine bestimmte individuelle Schwingung bzw. einen Klang aus. Auch hier ist der ausgesandte Klang nicht hörbar, aber wir empfinden ihn.
Haben Sie sich schon einmal gefragt, warum Ihnen manche Menschen sympathisch, manche unsympathisch und manche neutral vorkommen? Diese Gefühle der Sympathie, Antipathie oder Neutralität kommen auf, ohne dass Sie etwas dazutun, sie entstehen sozusagen automatisch. Sicherlich kann man diese Gefühle gedanklich noch verstärken oder unterdrücken, aber ob man will oder nicht, das Gefühl ist da, sobald man in die Nähe eines Menschen kommt. Man muss mit einer Person nicht einmal sprechen und spürt trotzdem Sympathie, Antipathie oder ein neutrales Gefühl. Wir sagen, die Chemie passt oder passt nicht, mit dem bin ich oder bin ich nicht auf einer Wellenlänge. Der wahre Grund für diese Reaktion ist der Klang. Der menschliche Körper besteht aus Zellen, Zellen bestehen aus Atomen, Atome aus Energie, Energie ist Bewegung (Schwingung) und Bewegung erzeugt Klang. Der Mensch ist also Klang und sendet diesen Klang auch aus, zwar unhörbar, aber für jeden fühlbar. „Person" kommt von per-sonare (wie man klingt). Die Klangenergie, die jeder Mensch verströmt, bezeichnet die alte indische Wissenschaft „Nada Brahma" als Grundton.

Jeder Mensch besitzt einen individuellen Grundton. Nach dem Harmoniegesetz passen manche Klänge sehr gut zueinander, manche weniger und manche gar nicht. Und genauso geht es uns mit den Mitmenschen. Sympathisch finden wir jene Menschen, die mit unserem Grundton in Harmonie sind, unsympathisch werden wir jene finden, die mit unserem Grundton in Disharmonie sind. Neutral finden wir jene, mit denen unser Grundton weder harmonisch noch disharmonisch ist.
Ob wir jemanden sympathisch finden oder nicht hängt natürlich auch von anderen Faktoren ab: z.B. vom Aussehen (erster Eindruck), Vorurteilen, der sozialen Herkunft etc.

Manchmal finden wir jemanden total unsympathisch, aber nach einem kurzen Gespräch denken wir uns: „na ja, so schlimm ist diese Person ja gar nicht" und aus Antipathie wird Sympathie. Warum? Weil wir die Gabe haben, unseren Ton anzupassen, und zwar einen halben Ton nach unten und einen halben Ton nach oben. Durch diese Anpassungsfähigkeit können wir uns, nach dem Harmoniegesetz, jeder Stimmlage anpassen. Diese Anpassung erfolgt nach ca. 5 bis 10 Minuten automatisch, sofern man sie nicht bewusst unterdrückt, und sie ist dafür verantwortlich, dass wir eben manche Menschen nach einer kurzen Zeit sympathisch finden, obwohl der erste Eindruck ganz anders war.
Diese Anpassung gilt aber nur für das jeweilige Gespräch. Begegnet man dieser Person nach einiger Zeit wieder, so geht das ganze Spiel von vorne los. Jede Begegnung mit anderen Menschen beeinflusst unsere Sprechstimme und damit unseren emotionalen Zustand. Das ist auch einer der Gründe, warum wir uns nach einem Gespräch wirklich gut, undifferenziert oder sehr schlecht fühlen können.
Kennen Sie das: Sie sitzen mit einigen Freunden in einer Runde und haben eine wundervolle Zeit. Es kommt eine weitere Person dazu und plötzlich ist die ganze Stimmung weg oder es kommt eine Missstimmung auf. Was ist passiert? Die Grundtöne der einzelnen Personen dieser Runde ergaben ein harmonisches Ganzes, wie ein Konzert, bei dem jeder die richtigen Töne spielt. Dann kam eine weitere Person dazu, deren Klang in Disharmonie mit dem der anderen war. Übertragen auf ein Konzert würde das bedeuten, dass jemand disharmonische Töne spielt, es selbst nicht merkt und sich daher nicht anpasst. Sie können sich vorstellen, wie ein solches Konzert klingt: grässlich!
In der Praxis ist es oft so, dass die anfängliche Disharmonie sich nach einigen Minuten auflöst, da die dazugekommene Person ihren Grundton der Gruppe anpasst, und somit ist die Harmonie wieder perfekt.
In diesem Buch möchte ich Ihnen den Zusammenhang von unserer Stimme und unserem emotionalen Zustand, innerer Harmonie, Lebensqualität etc. näher bringen.

Die menschliche Stimme

Über die Stimme lässt sich die individuelle Schwingung (Klang) eines Menschen feststellen. Sie ist Ausdruck des innersten Wesens. Aufgrund der Stimme kann man den Charakter, die Eigenschaften, Stärken, Schwächen, Vorlieben und Abneigungen erkennen. Auch die innere Harmonie und disharmonische Störungen können mittels der Stimme festgestellt werden.

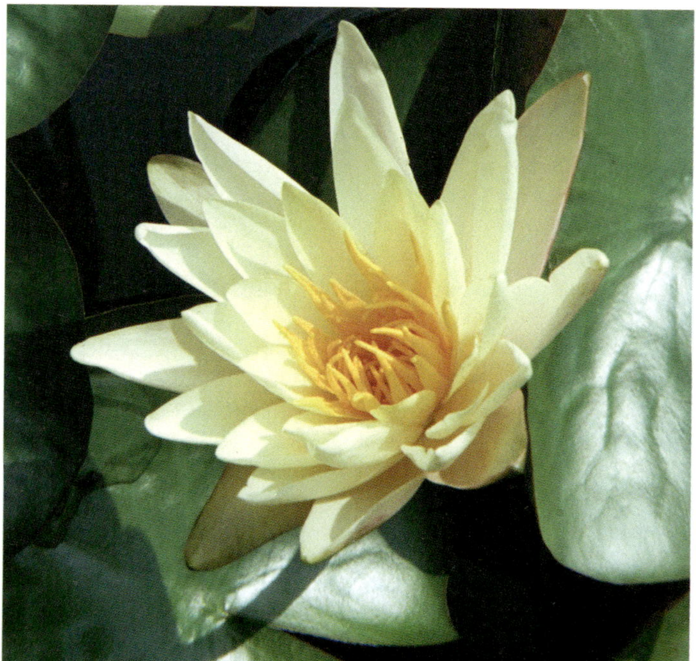

Das Universum ist wie ein gigantisches Konzert. Jeder Planet sendet einen Klang aus. Je nach Größe, Beschaffenheit und Beziehung zu seinen Nachbarplaneten variieren Klang und Rhythmus.
Die Sonne zum Beispiel verströmt den Ton „G" und die Erde den Ton „D". Zusammen ergeben sie eine perfekte Harmonie, musikalisch gesehen sind es die Prime und die Quinte und mathematisch betrachtet ist dies annähernd die Harmonie des Goldenen Schnitts (8/5 = 1,6), genau beträgt der Goldene Schnitt 1,618. Interessant ist hier auch noch, dass im Latein diese Proportion als proportio divina, die „göttliche Teilung", bezeichnet wird.

Das Universum wird auch als Kosmos bezeichnet. Kosmos bedeutet Ordnung, das Gegenteil von Chaos. Daher bildet das Universum als Ganzes eine harmonische Einheit, auch wenn manche Wissenschaftler anderer Meinung sind.

Klang ist Schwingung

Klang wird erzeugt, indem etwas in Bewegung gesetzt wird. Bei der Stimme ist es die ausströmende Atemluft, welche die Stimmbänder in Schwingung versetzt. Bei manchen Musikinstrumenten ist es ebenso die Luft, welche sie zum Erklingen bringt (z.B. Flöte, Trompete, Horn, Oboe, Klarinette ...)

Andere Instrumente werden durch mechanische Berührung zum Schwingen gebracht, z. B. Trommel, Klavier, Violine, Violoncello, Gitarre ...
Natürlich werden Klänge auch anders erzeugt, unter anderem durch Wind, Wellen, Donner, Fahrzeuge, ...
Egal welche Geräusche man aufzählt, sie werden immer durch Bewegung erzielt.

Klänge werden in Hertz gemessen

Die Maßeinheit für Klänge ist Hertz (Hz). 1 Hertz entspricht einer Schwingung pro Sekunde. Das menschliche Ohr kann einen Klangbereich von ca. 16 – 20.000 Hertz verarbeiten. Schwingungen unter 16 Hz bezeichnet man als Infraschall und solche über 20.000 Hz als Ultraschall.

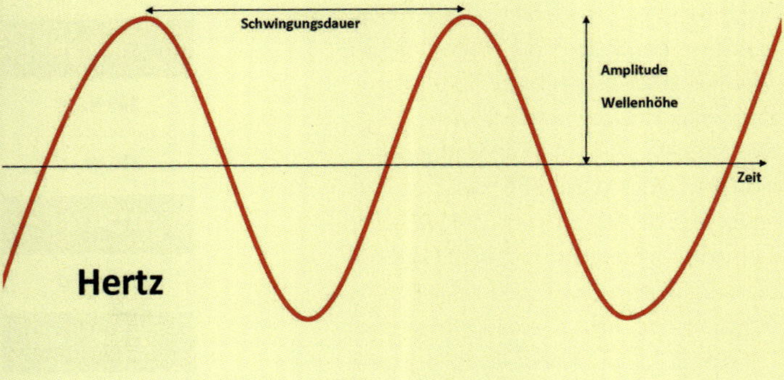

Klänge werden in Oktaven eingeteilt

Musikalisch gesehen kennen wir die Klänge als 7 Ganztöne und 5 Halbtöne. Fügen wir diese Töne zusammen, so ergeben sie eine Oktave. Wird die Frequenz eines Tones verdoppelt, so entsteht der gleiche Ton eine Oktave höher. Im Ganztonschritt umfasst eine Oktave 7 Ganztöne plus den Ausgangston eine Oktave höher, also 7 + 1 = 8 Ganztöne. Teilt man die Oktave in Halbtonschritte ein, so ergeben sich 12 Töne plus der Ausgangston eine Oktave höher, also 12 + 1 = 13 Halbtöne.

Spannt man eine Saite auf ein Musikinstrument, so erhält man durch das Halbieren der Saite in der Länge den gleichen Ton eine Oktave höher.
Der Kammerton „a" entspricht einer Hertzfrequenz von 440 Hz, verdoppelt man die Frequenz auf 880 Hertz, so ergibt sich der Ton „a" eine Oktave höher. Teilt man die Frequenz von 440 Hertz durch 2, so erhält man 220 Hertz und das entspricht dem Ton „a" eine Oktave tiefer. Um diesen Ton auf einer Gitarre zu erzeugen, müsste man die Saitenlänge verdoppeln. Da dies nicht möglich ist, nimmt man eine dickere Saite, denn damit wird der gleiche Effekt erzielt. Das Teilungs- und Verdoppelungsprinzip kann beliebig nach unten oder oben fortgesetzt werden.
Die menschliche Stimme umfasst ca. 3 Oktaven, aber das Ohr kann ca. 10 Oktaven wahrnehmen.

392 Hz	**g‘**
370 Hz	**fis‘**
349 Hz	**f‘**
330 Hz	**e‘**
311 Hz	**dis‘**
294 Hz	**d‘**
277 Hz	**cis‘**
262 Hz	**c‘**
247 Hz	**h**
233 Hz	**ais**
220 Hz	**a**
208 Hz	**gis**
196 Hz	**g**

Jeder Ton entspricht einer bestimmten Farbe

Auch die Farben werden mit einer Schwingungseinheit gemessen, nämlich mit Nanometer. Mithilfe dieser Schwingungsfrequenz kann jeder Ton einer ganz bestimmten Farbe zugeordnet werden. Beispielsweise entspricht die Farbe Rot-Orange dem Ton G und die Farbe Blau dem Ton D.

Ordnet man den 12 Tönen einer Oktave die entsprechenden Farben zu, so erhält man alle Primär- und Sekundärfarben. Natürlich gibt es ein weit größeres Farbspektrum als nur die 12 Farben der Oktave, aber sie entstehen durch Mischung der Farben. Das heißt im Übergang von einer zur nächsten Farbe entstehen weitere Farbnuancen.

392 Hz	g' – ROT-ORANGE
370 Hz	fis' - ROT
349 Hz	f' - MAGENTA
330 Hz	e' - PURPUR
311 Hz	dis' - VIOLETT
294 Hz	d' - BLAU
277 Hz	cis' - TÜRKIS
262 Hz	c' - GRÜN
247 Hz	h - OLIV
233 Hz	ais - GELB
220 Hz	a - OCKER
208 Hz	gis - ORANGE
196 Hz	g – ROT-ORANGE

Farbübergänge und Tonzwischenräume

Verbindet man eine Farbe mit einer anderen, so ergibt sich ein natürlicher Farbübergang bzw. Farbverlauf. Auch zwischen den Tönen gibt es Schwingungen, sie werden als Zwischentöne bezeichnet. Beispielsweise entspricht der Ton „fis" einer Schwingungsfrequenz von 370 Hertz und der nächsthöhere Ton „g" 392 Hertz. Dies ergibt einen Zwischenraum (Tonabstand) von 22 Hertz. Der nächsttiefere Ton „f" entspricht 349 Hertz, auch hier ergibt sich ein Zwischenraum und zwar von 21 Hertz. Mit dem 12 Halbtonschritt-System der westlichen Musik werden die Zwischentöne normalerweise nicht berührt, da die Tonfolge stufenweise erfolgt.
Um diesen Bereich mit Musik oder Gesang zu erreichen, muss zwischen den eigentlichen Noten gespielt werden, man spricht dabei von Notenverzierung oder Notenumspielung, dafür ist aber nicht jedes Instrument geeignet, eine Violine ja, ein Klavier nein.

Der Bereich zwischen den Noten ist für den menschlich-emotionalen Bereich von größter Bedeutung. Die klassische indische Musik nennt diese Notenverzierung „Gamaka" und setzt sie sehr häufig ein, weil deren starke emotionale Wirkung bekannt ist. Indische Musiker sehen Musik als emotionale Therapie. In der westlichen klassischen Musik kennen wir diese Notenverzierungen als Triller, Doppelschlag, Mordent, Glissando ..., aber sie werden nicht so häufig eingesetzt wie in der indischen Musik, daher ist die emotionale Wirkung der klassischen westlichen Musik weniger stark. In der modernen Rock- und Popmusik wird die Notenverzierung von manchen Interpreten stärker genutzt und genau hierin liegt der Grund für den großen Erfolg dieser Musik.

Sucht man nach dem Grund, warum in der Rock- und Popmusik die emotionale Wirkung der Notenverzierung bekannt ist, so findet man sehr schnell heraus, dass alle Pioniere dieser Musikrichtung (Beatles, Eric Clapton usw.) engen Kontakt zu indischen Musikern hatten und immer noch haben. Es gibt auch andere Musikrichtungen, welche die Notenverzierungen bewusst nutzen (z. B. Jazz, Flamenco, Zigeunermusik, arabische Musik, chinesische Musik ...)

Bei den Farben entsprechen die Zwischentöne dem Farbverlauf. Betrachten wir die Farben einer Oktave genauer, so stellen wir fest, dass die Tonoktave auch in der Natur vorkommt.

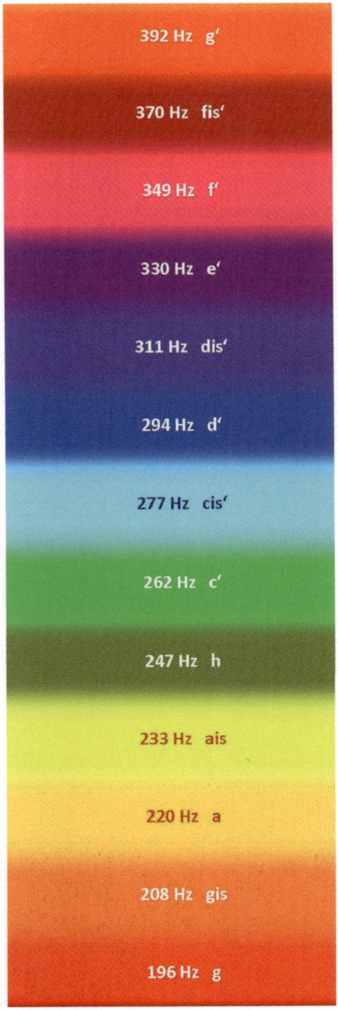

Der Regenbogen

Farben:	Purpur	Rot	Orange	Gelb	Grün	Türkis	Blau	Violett
Töne:	E	FIS	GIS	AIS	C	CIS	D	DIS

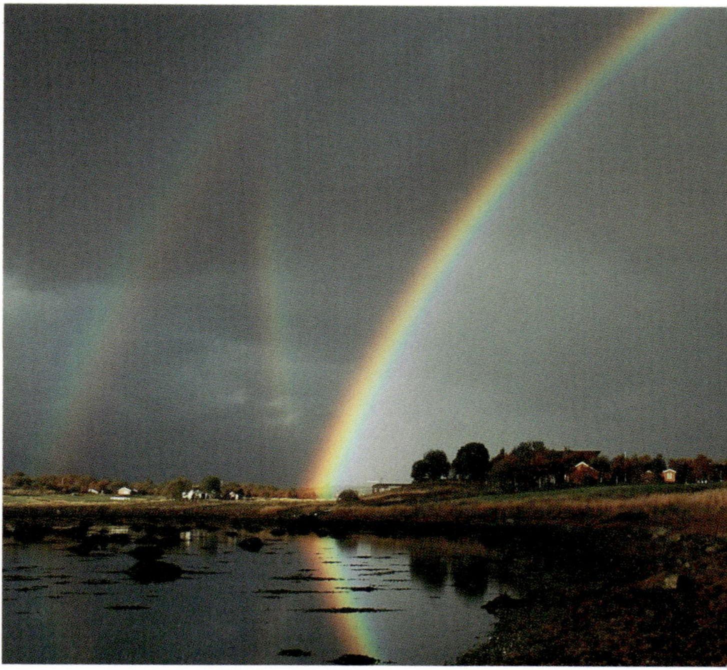

Im Regenbogen sind die Farben Violett, Blau, Türkis, Grün, Gelb, Rot und Purpur sehr gut erkennbar. Erstaunlich ist, dass die Regenbogenfarben aus dem weißen, durchsichtigen Licht der Sonne entstehen, wenn es sich im Wasser bricht. Noch erstaunlicher ist jedoch, dass der Regenbogen genau den Farben einer Klangoktave, und zwar von dem Ton E zu dis, entspricht. Da die Farben hinsichtlich Anzahl und Reihenfolge mit den Musiktonleitern übereinstimmen, ist klar erkennbar, dass sich die Musik aus der Natur ableitet. Zieht man die Farbübergänge noch in die Betrachtung mit ein, so entspricht der Regenbogen – musikalisch gesehen – einem Glissando über eine Oktave.

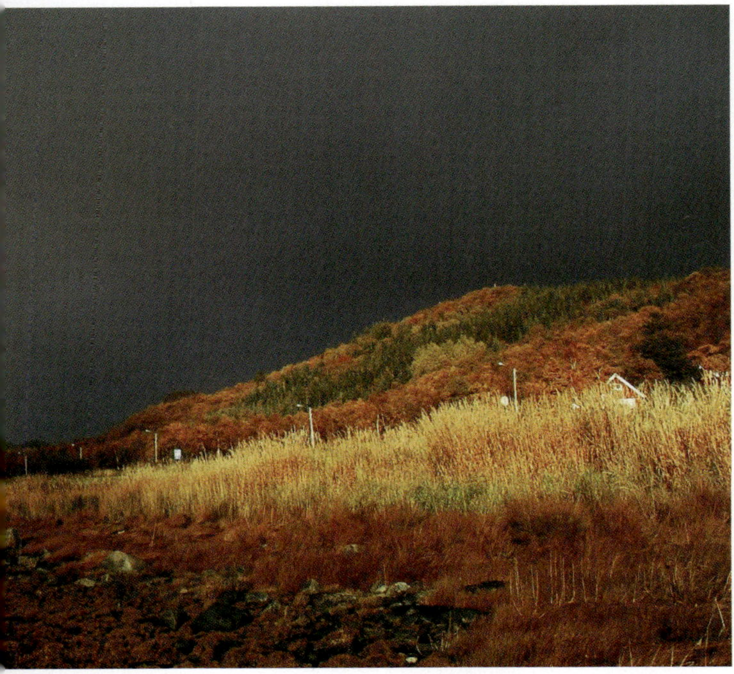

Die Wirkung der Farben kann in zwei grundsätzliche Kategorien eingeteilt werden:

- Generelle Wirkung
- Individuelle Wirkung

Generelle Wirkung

Die berühmteste und umfangreichste Farblehre ist wohl die von Goethe. Sie entstand in einem Zeitraum von über 30 Jahren und umfasst – in der leopoldinischen Ausgabe – über 900 Seiten, 80 Tafeln und 390 Entwürfe. Goethe sowie die meisten anderen, die sich mit Farben und ihrer Wirkung beschäftigten, erforschten hauptsächlich die generelle Wirkung von Farben. Hier einige Beispiele, wie Farben wirken:

Rot: Energie, Kraft, Aktivität, warm, heiß, Würde, Ernst und Anmut, Vitalität. Negativ: Wut, Zorn, Aggression, Gefahr.

Orange: Gesteigerte Energie, Genuss, aufmunternd, appetitanregend, mächtig, herrlich, Wärme, Wonne, Optimismus, Lebensfreude, Selbstvertrauen. Negativ: Unseriös, billig, aufdringlich.

Gelb: Entschlussfreudigkeit, freundschaftlich, erhellend, warm, heiter, munter, sanft reizend, regsam und strebend. Farbe der Ehre und Wonne. Negativ: Verschmutzt ist Gelb die Farbe der Schande, der Abscheu, Geiz, Neid und Pessimismus.

Grün: Heilung, Hoffnung, Lebendigkeit, beruhigend, sanft, erfrischend, harmonisierend, lädt ein zum Verweilen.
Negativ: Unreif, giftig, Müdigkeit und Gleichgültigkeit.

Türkis: Weich, sanft, romantisch, klar, offen, wach, Freiheit, Unbeständigkeit. Negativ: Kühl, leer, distanziert.

Blau: Erfolg, Leistung, kühl und sachlich, Seriosität, Energie, anregend, blaues Licht kann traurige Stimmungen erzeugen.
Negativ: Nachlässigkeit, Kälte, Lüge.

Magenta/Rosa: Gefühlsbetont, einfühlsam, sanft, mitfühlend, dankbar, Intuition, innere Erkenntnis, Idealismus. Negativ: Dominant, verbittert.

Violett: Mystik, Magie, Opferbereitschaft, Buße. Negativ: Machtstreben, Untreue nüchtern, zielstrebig, stolz, eitel und arrogant.

Weiß: Weiß wird nicht als Farbe bezeichnet; rein, klar, neutral, reflektierend, erhaben, vollkommen, Unschuld.
Negativ: Unnahbar, nüchtern, verletzlich, in manchen asiatischen Ländern wird Weiß mit Trauer und Tod in Verbindung gebracht.

Schwarz: Auch Schwarz wird nicht als Farbe bezeichnet; absorbierend, konservierend, geheimnisvoll, feierlich, Intuition (nimmt Energie auf und hält sie). Negativ: In der westlichen Welt wird Schwarz mit Trauer und Tod assoziiert.

Bei Personen, die in Harmonie und ihrer Mitte sind, kommt die positive Wirkung (der Farben) am besten zur Geltung, bei emotionalen Störungen wird die negative Wirkung stimuliert.

Individuelle Wirkung

NadaBrahma zeigt uns jedoch, dass die Farben auch eine individuelle Wirkung haben und sie kann bei verschiedenen Menschen völlig unterschiedlich sein. Es wurde bereits erwähnt, dass jeder Ton einer bestimmten Farbe entspricht und dass jeder Mensch einen bestimmten individuellen Grundton hat. Je nach diesem Grundton wirken Farben und Töne auf entsprechende Körperpunkte, z.B. der Grundton und die Grundfarbe auf den physischen Nabel, das spirituelle Auge, den Scheitel und die Füße. Zwischen dem Grundton liegen die anderen Töne/Farben und zwar genau in Reihenfolge der Oktave bzw. des Regenbogens.

Sehen wir uns die Farbeinteilung – als Beispiel – am Körper von drei verschiedenen Personen an: links eine Person mit dem Grundton „G", in der Mitte eine Person mit dem Grundton „AIS" und rechts eine Person mit dem Grundton „D":

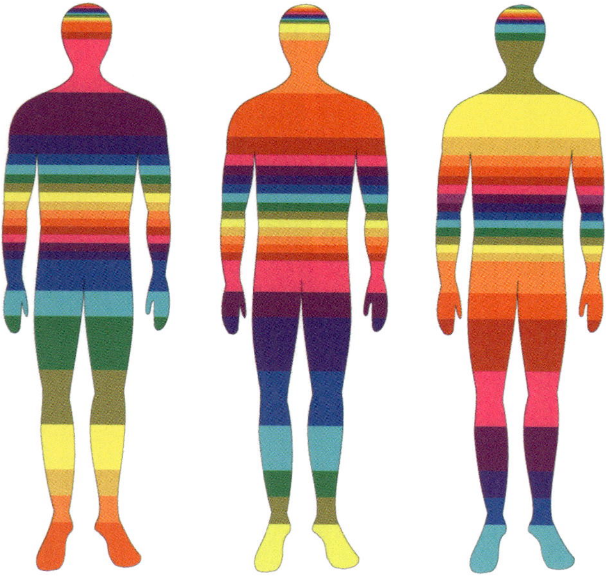

Insgesamt gibt es 12 Grundtöne und bei jedem wirken sowohl Klänge als auch Farben anderswo im Körper. Anhand der Grafik kann man sehr gut erkennen, dass die gleiche Farbe völlig unterschiedliche Körperbereiche trifft. Diese Tatsache erklärt auch, warum Farbtherapien manchmal wirksam sind und manchmal völlig wirkungslos bleiben. Trifft man mit der richtigen Farbe den richtigen Körperteil, so wird die Therapie wirken, umgekehrt bleibt sie wirkungslos. Bei Farbtherapien sollte also der individuelle Grundton der Person unbedingt in Betracht gezogen werden.
Außerdem weist NadaBrahma darauf hin, dass Emotionen mit bestimmten Körperpunkten (Nadis) in engem Zusammenhang stehen. An diesen Punkten werden sie nämlich produziert, stimuliert und beeinflusst. Ausgelöst werden Emotionen durch Wahrnehmungen, Gedanken, Klänge und Farben.

Körperpunkt Farben und Töne wirken auf die angeführten Punkte	Farbaufteilung Grundton „G“	Farbaufteilung Grundton „Ais“	Farbaufteilung Grundton „D“	**Emotion** Farben und Töne wirken auf die angeführten Emotionen
Stirn, spirituelles Auge, oberer Kopfbereich	**G**	**Ais**	**D**	geistige Ruhe, Klarheit, Heiterkeit
Augen, Nasenwurzel, mittlerer Kopfbereich	Fis	A	Cis	maskulin, potentiell stark, erotisch, neg.: Ärger, Frust, Wut
Ohren, Nase, Mund, unterer Kopfbereich Hals, Nacken	F	Gis	C	weibliche Sinnlichkeit, lieblich, anziehend und kräftig
Schulter, Lunge	E	G	H (B)	maskulin, Stärke auf allen Ebenen, Kühnheit, Selbstbewusst
Lunge, oberer Brustbereich	Dis	Fis	Ais	emotionell, fragend, weiblich, friedlich, Gefühlsbetont
Herz, Brust, Lunge, mittlerer Brustbereich	D	F	A	Freude, Liebe, Harmonie, Lichtvoll, väterlich, Kraft
Lunge, Brustbereich unterhalb des Herzens	Cis	E	Gis	Trennungsschmerz, Polarität, Traurigkeit, emotionale Sexualität,
Oberes Zwerchfell, Lunge, unterer Brustbereich	C	Dis	G	Sehr feminin, mütterlich, Mitgefühl, liebevoll, neg.: Selbstmitleid
Zwerchfell, unterer Brustbereich	H (B)	D	Fis	stark, Zuversicht, öffnend, Schönheit, Ausdrucksvoll, anmutig, pathetisch
Leber, Milz, oberer Bereich des Magens	Ais	Cis	F	weiblich, sanft, Melancholie, besorgt, sentimental, tröstend
Leber, Milz, mittlerer Bereich des Magens	A	C	E	Maskulin, stark, Anziehungskraft und Furcht
Leber, Milz, unterer Bereich des Magens	Gis	H (B)	Dis	Spannung, Unruhe, Unwohlsein, Ängstlichkeit
Nabel, Nieren, oberer Darmbereich	**G**	**Ais**	**D**	körperliche Ruhe, Entspannung, Erdung; Basis

KAPITEL 5: HARMONIE UND DISHARMONIE

Harmonie

Mit Harmonie bezeichnet man gemeinhin die Übereinstimmung, den Einklang, die Eintracht und das Ebenmaß.
Harmonie wird in der Regel als angenehm und erfreulich empfunden.
Harmonie bedeutet eine bestimmte Regelmäßig- und Gefälligkeit.
Harmonie kennen wir besonders aus der Natur, der Musik, der Kunst, der Physik, der Geometrie, der Mathematik und natürlich dem täglichen Leben.
In der zwischenmenschlichen Beziehung wird Harmonie empfunden, wenn sich ein Gleichklang der Gedanken und Gefühle einstellt. Alle Farben und Klänge bergen Harmonie in sich.

Disharmonie

Disharmonie ist Nicht-Übereinstimmung, das Ungleiche, die Spannung, die Reibung und der Widerstand.
Wird Disharmonie nicht aufgelöst, wirkt sie beunruhigend und belastend, da Spannung, Reibung und Widerstand sehr viel Kraft kosten und keine Ruhe zulassen. Wird sie jedoch aufgelöst, so nehmen wir Disharmonie als Erleichterung, Bereicherung, Ansporn und Würze – wie das Salz in der Suppe – wahr. Jede Disharmonie hat das Bestreben, sich in Harmonie aufzulösen. Beispiel Musik: Ein Musikstück ohne Disharmonie, die in Harmonie aufgelöst wird, ist öde und langweilig.

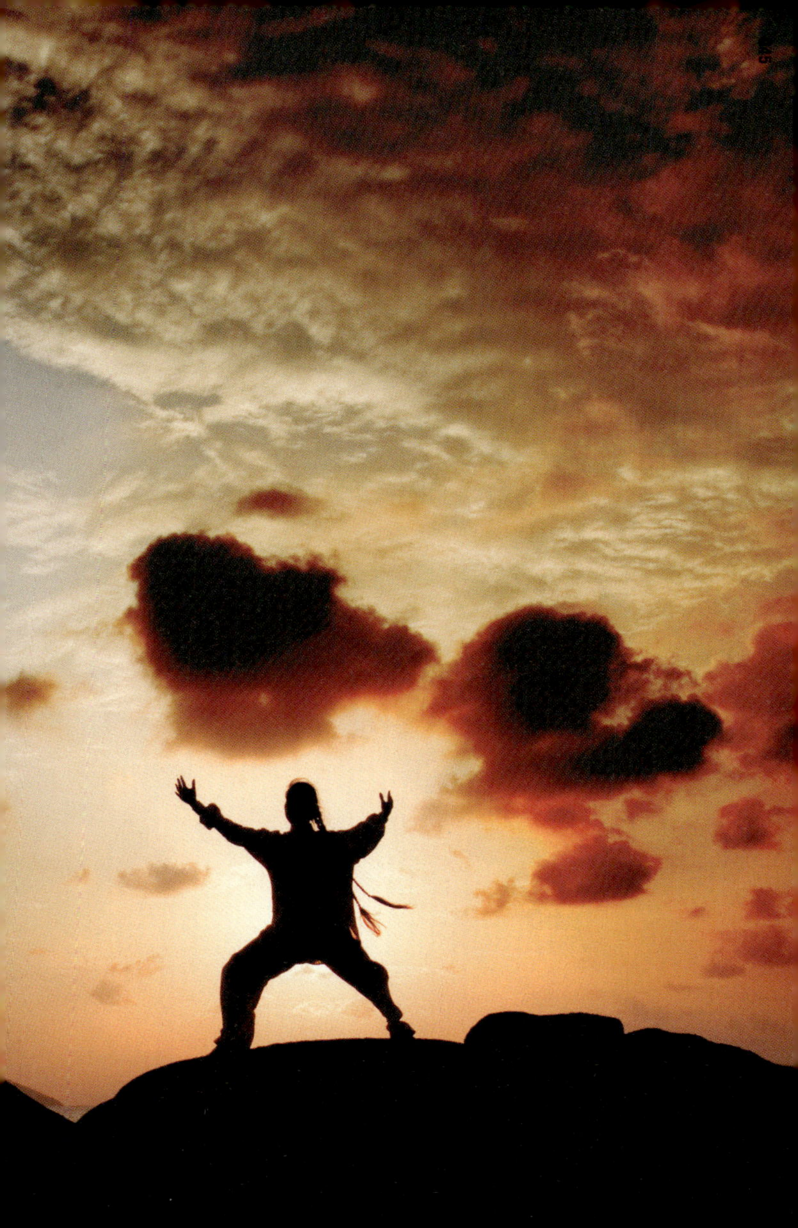

KAPITEL 5: HARMONIE UND DISHARMONIE IN BEZUG AUF GESUNDHEIT UND KRANKHEIT

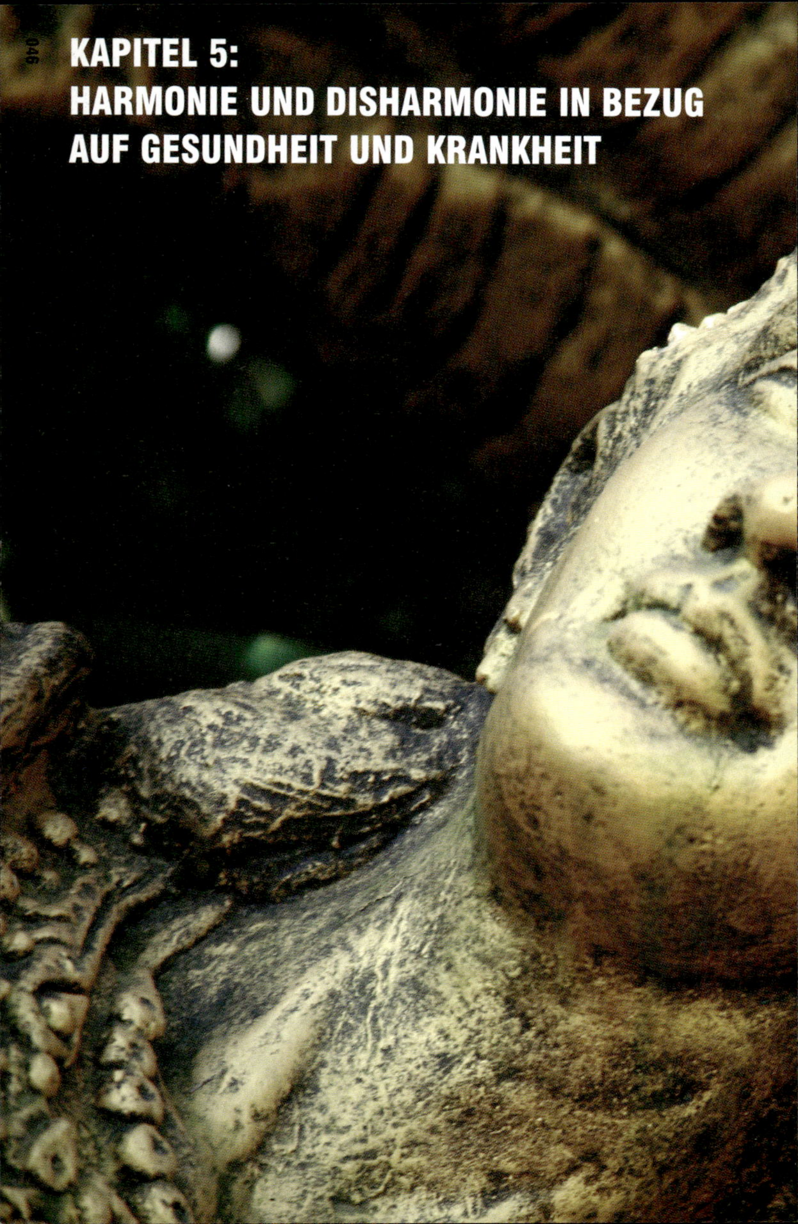

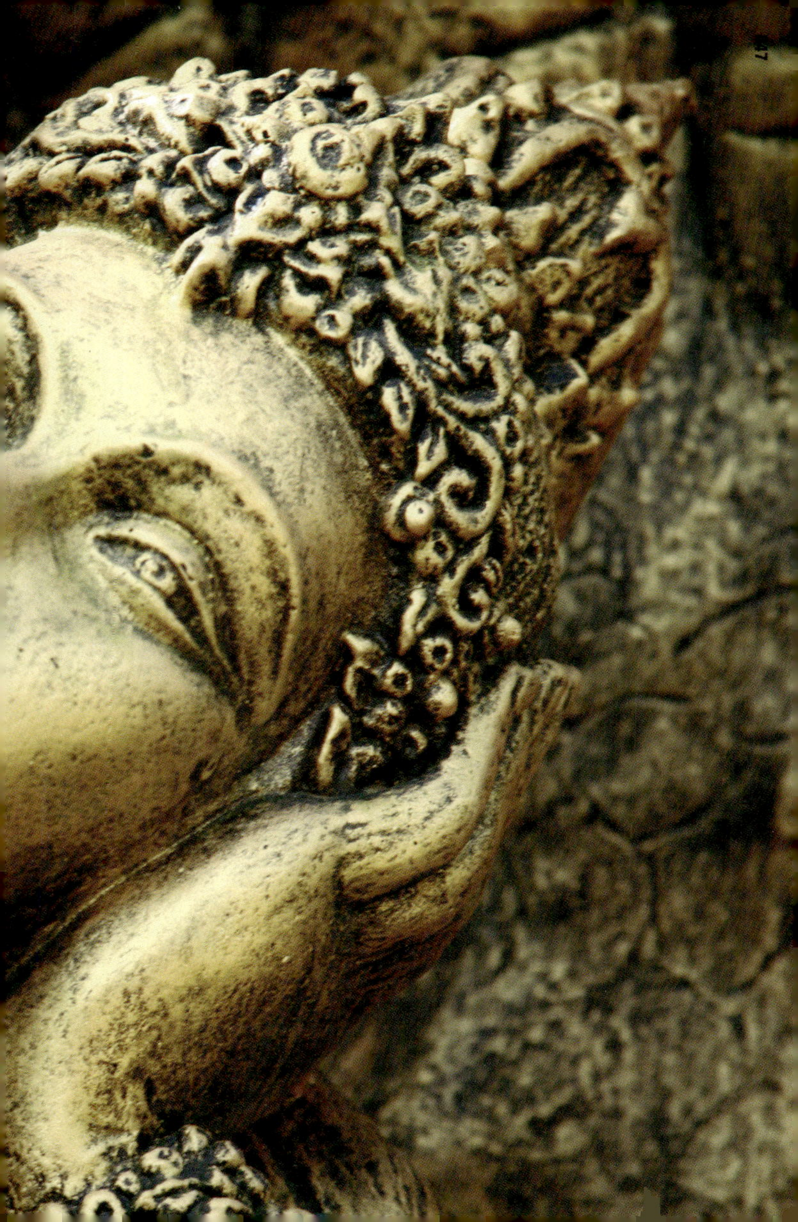

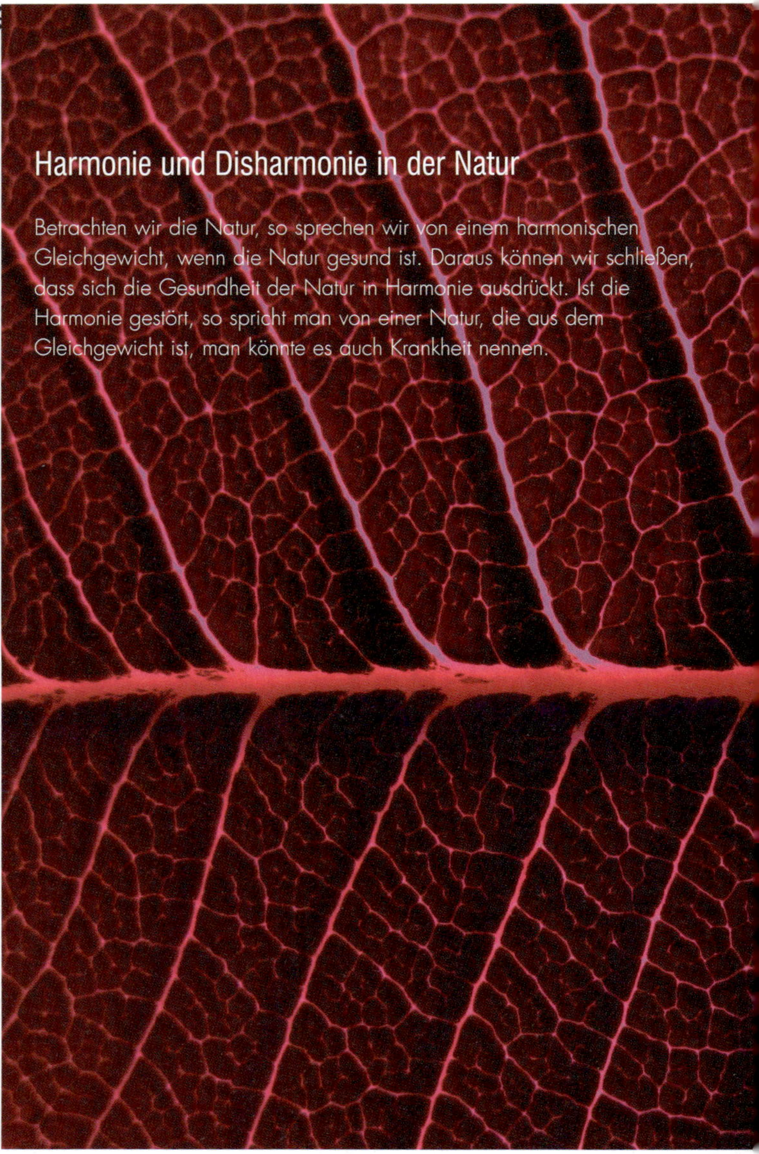

Harmonie und Disharmonie in der Natur

Betrachten wir die Natur, so sprechen wir von einem harmonischen Gleichgewicht, wenn die Natur gesund ist. Daraus können wir schließen, dass sich die Gesundheit der Natur in Harmonie ausdrückt. Ist die Harmonie gestört, so spricht man von einer Natur, die aus dem Gleichgewicht ist, man könnte es auch Krankheit nennen.

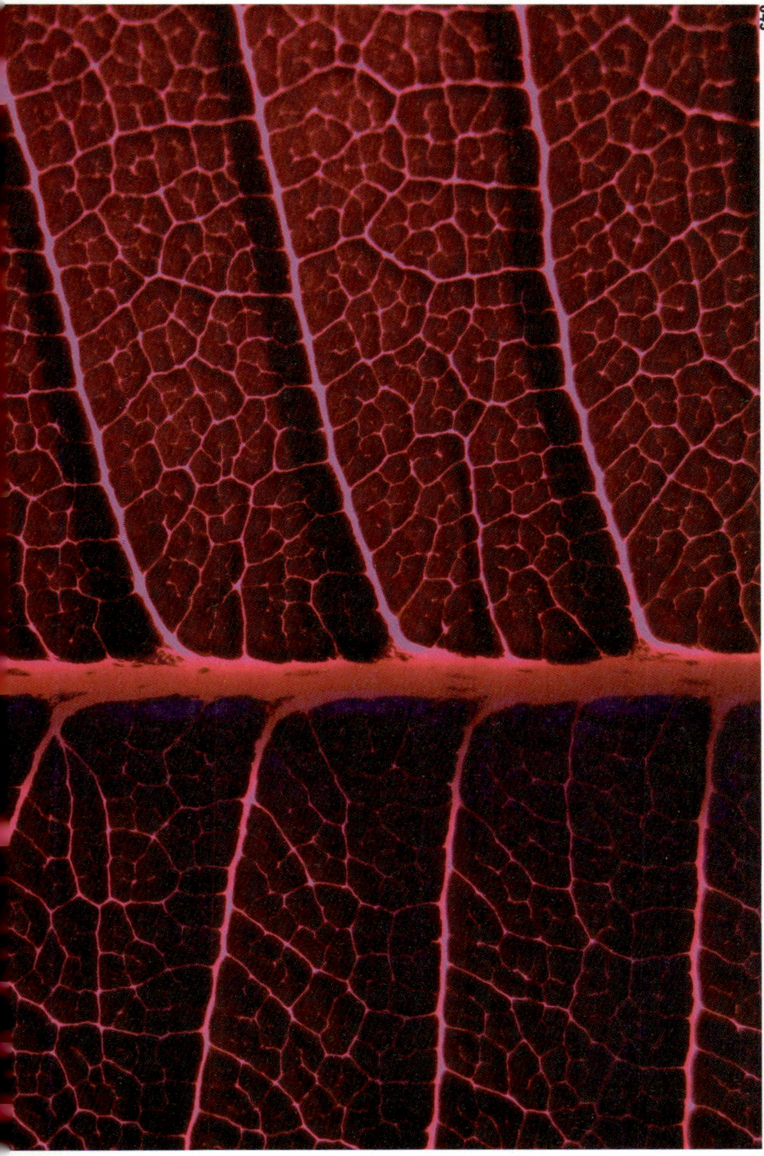

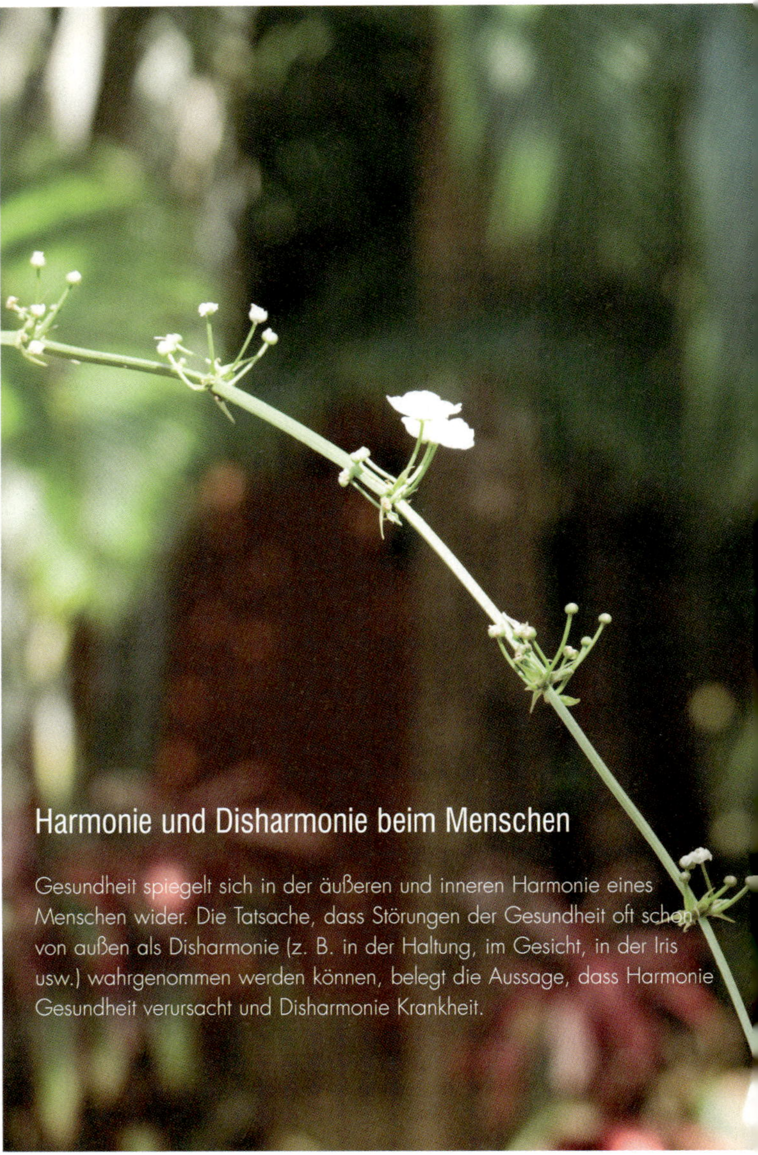

Harmonie und Disharmonie beim Menschen

Gesundheit spiegelt sich in der äußeren und inneren Harmonie eines Menschen wider. Die Tatsache, dass Störungen der Gesundheit oft schon von außen als Disharmonie (z. B. in der Haltung, im Gesicht, in der Iris usw.) wahrgenommen werden können, belegt die Aussage, dass Harmonie Gesundheit verursacht und Disharmonie Krankheit.

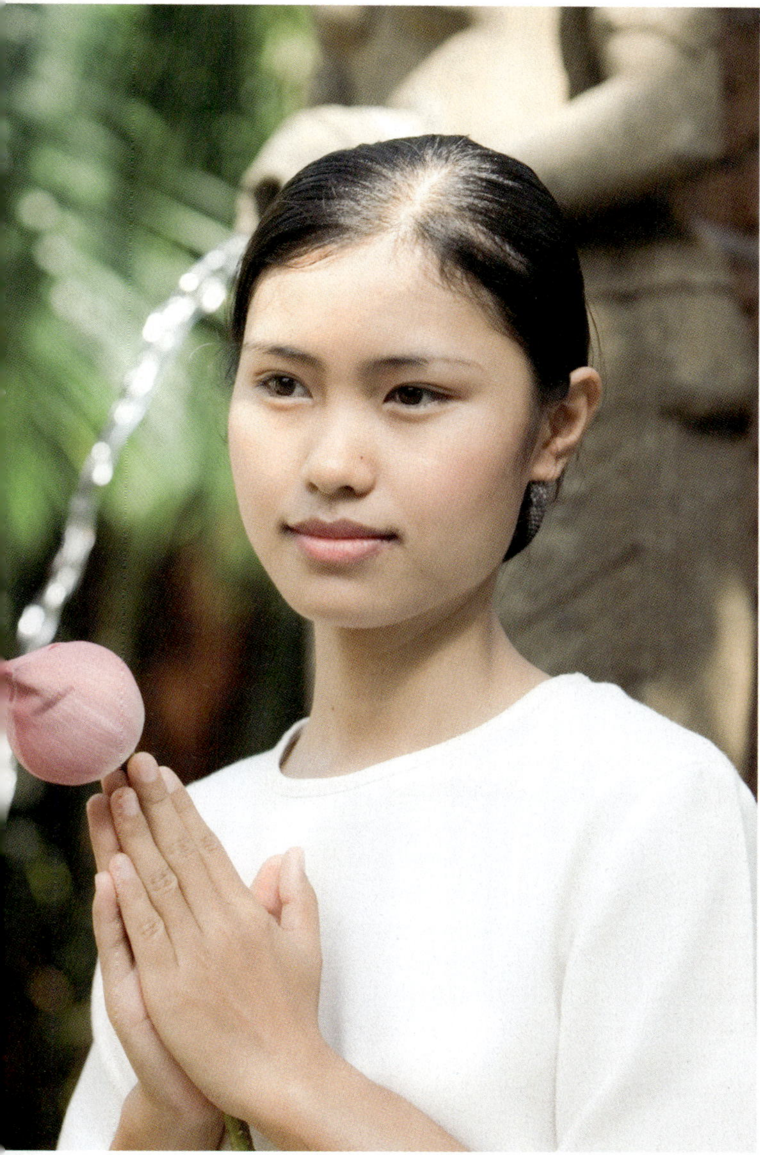

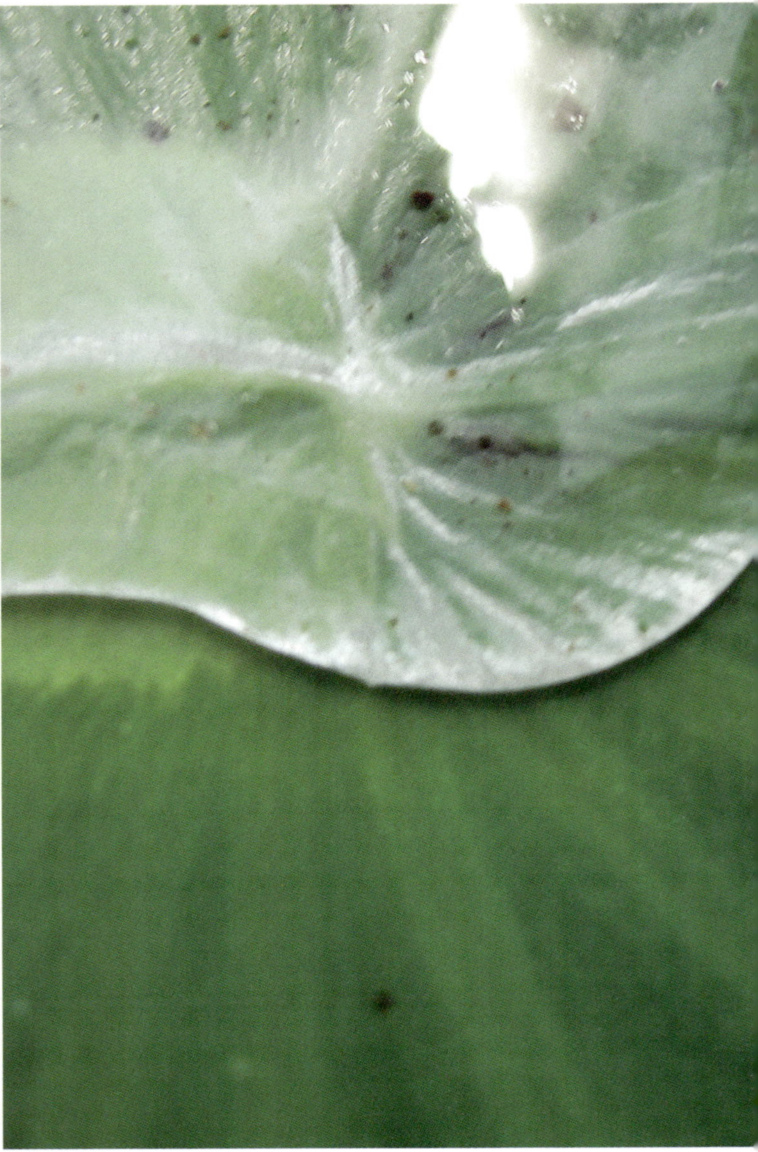

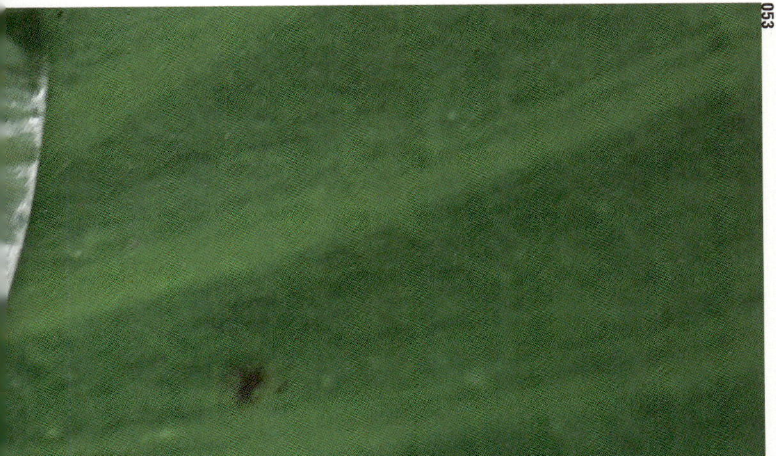

Harmonie und Disharmonie in der Zelle

Wissenschaftler haben entdeckt, dass die Zellen im menschlichen Körper Töne von sich geben. Fügt man die Töne aller Zellen zusammen, so gleichen sie einer Symphonie. Außerdem fanden die Wissenschaftler zu ihrem Erstaunen heraus, dass gesunde Zellen sich mit harmonischen Tönen an dieser „Symphonie" beteiligen und kranke Zellen die Harmonie mit krächzenden, schrillen und disharmonischen Tönen stören.
Obwohl die moderne Wissenschaft diese Entdeckung erst gegen Ende des 20. Jahrhunderts gemacht hat, sind diese Zusammenhänge der NadaBrahma Philosophie nicht nur seit Jahrtausenden bekannt, sondern bilden die Grundlage des Wissens.

Die NadaBrahma Aussagen sind klar und unmissverständlich:

- Harmonie fördert Gesundheit und Disharmonie fördert Krankheit
- Jeder Krankheit liegt eine Disharmonie im Zellbereich zugrunde
- Selbstheilkräfte werden geweckt indem man die Zellharmonie herstellt

KAPITEL 7: NADABRAHMA

Jahrtausendealtes Wissen

Hinter dem Begriff NadaBrahma steht ein Jahrtausende altes Wissen, welches seinen Ursprung in den Veden hat. Die Veden zählen zu den ältesten Schriften der Welt. In spirituellen Kreisen wird das Urwissen der Menschheit – im spirituellen und im religiösen Sinn – den Veden zugeordnet. Die Worte Nada und Brahma kommen aus dem Sanskrit, jener Sprache in der die Veden verfasst sind. Nada bedeutet Klang und Brahma bedeutet Gott. NadaBrahma bedeutet also, göttlicher Klang bzw. universeller Klang.

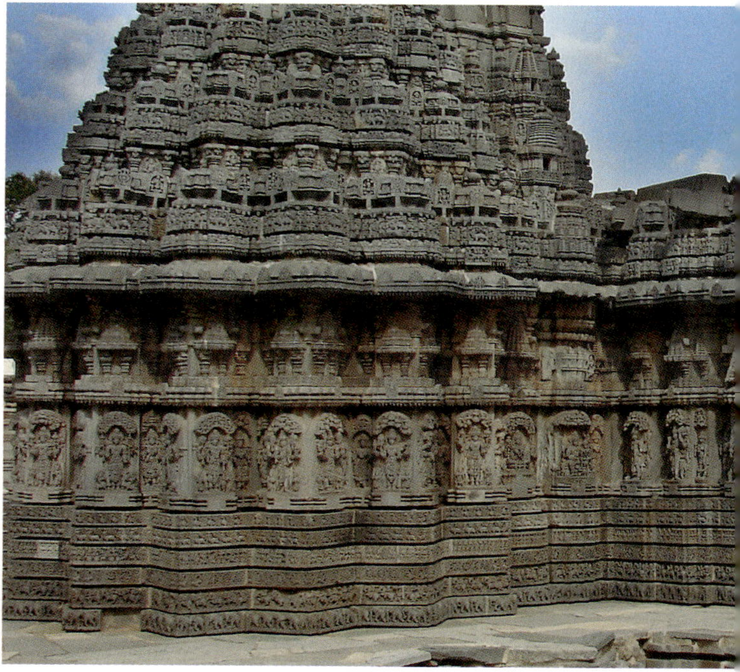

NadaBrahma ist eine Wissenschaft

Im NadaBrahma ist das Wissen über die Klänge und die Musik zusammengefasst, außerdem bildet es die Grundlage verschiedener Wissenschaften, wie der Musik, Musiktherapie, Mathematik, Harmonie- und Farbenlehre. NadaYoga (Yoga des Klangs) ging ebenfalls aus dem NadaBrahma hervor.

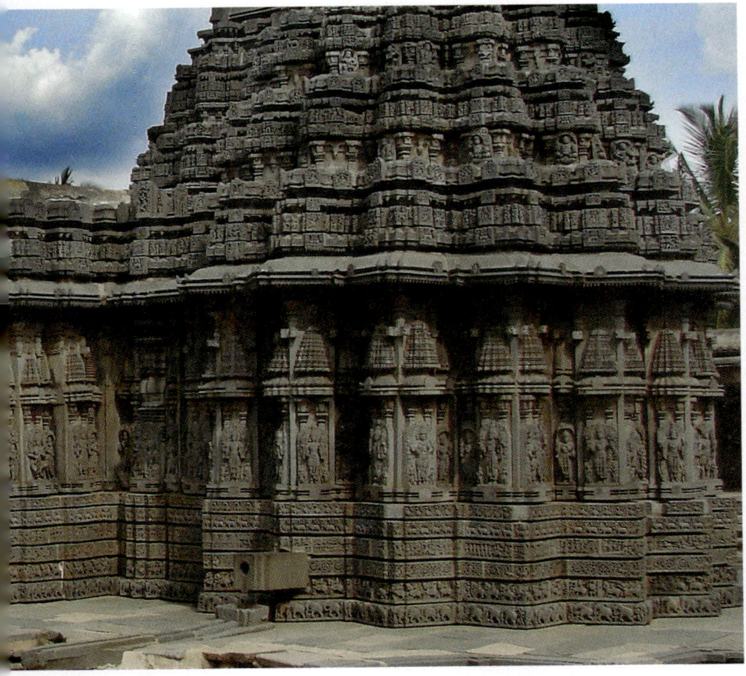

Die Schöpfung nach NadaBrahma

Die Schöpfungsgeschichte laut NadaBrahma ist logisch und verständlich. Das Universum ist dual und es ist die Wirkung einer nicht-dualen Ursache. Diese nicht duale, abstrakte Ursache wird auch als Einheit bezeichnet. Der menschliche Verstand hat mit der Vorstellung von Einheit Probleme, da er auf Dualität getrimmt ist. Die von NadaBrahma als Ursache angesprochene Einheit ist das, was die Religionen als Gott bezeichnen. Die Urquelle, von der alles abstammt und die mit dem menschlichen Verstand nicht fassbar ist. Fragen Sie sich einfach mal, was zuerst war: die Henne oder das Ei? Der Verstand wird Ihnen sagen, dass die Henne das Ei benötigt und das Ei die Henne, um in die Existenz zu kommen. Diese Betrachtung wird zu keinem Ergebnis führen, weil sie sich auf duale Aspekte beschränkt. Also muss es eine Komponente außerhalb der Dualität geben, die das Ei und die Henne erschaffen hat. Aber wie? Darüber rätseln die Wissenschaftler seit Menschengedenken und sind bis heute zu keiner schlüssigen Antwort gekommen. Das werden sie auch nicht, solange sich die Forschung auf die Dualität beschränkt, denn die Nicht-Dualität (Einheit) mit dualen Fakten nicht nachzuweisen ist. Auch mit einer verbalen Erklärung ist es nicht möglich, weil die Worte dual sind. Aber es gibt eine Übung, mit der man die Einheit ganz gut fühlen kann: Stellen Sie sich vor Sie schweben mit einem perfekt angepassten Raumanzug im Weltall. Betrachten Sie die grandiose Vielfalt von Lichtern, Sternen und Planeten. Sehen Sie sich die Erde aus der Distanz an. Sie sind ganz allein. Lassen Sie jetzt alle Lichter, Sterne, Planeten und zuletzt auch die Erde verschwinden. Richten Sie Ihr Bewusstsein jetzt nach außen. Was nehmen Sie wahr? STILLE – RUHE – NICHTS – EINHEIT – ALLES IST EINS. (Sollten statt des „Nichts" irgendwelche Farben, Dinge, Wahrnehmungen etc. auftauchen, so spielt Ihnen Ihr Verstand einen Streich). Genießen Sie diese Einheit für eine Weile und lassen Sie dann, nach und nach, wieder alle Lichter, Sterne, Planeten und die Erde entstehen.

Legen Sie Ihren imaginären Raumanzug ab und kommen Sie wieder zurück, an den Ort, wo Sie gerade sind. Sie waren in Ihrer Vorstellung eben vor der Schöpfung bzw. vor dem Urknall. Sie haben gerade die Ursache der Wirkung erlebt. Sie waren in der Einheit. Sie haben soeben (imaginär) die Schöpfung bzw. das Universum zu einem Ende gebracht und es dann wieder neu erschaffen. Sie haben eben die unveränderbare und ewige Urquelle von allem erfahren. Sie haben eben Ihre eigene ewige Existenz entdeckt. Wie nehmen Sie jetzt die Umwelt und das Universum wahr? Wie nahmen Sie die Lichter, Sterne, Planeten und die Erde aus der Distanz wahr? Wie haben Sie alles verschwinden lassen? Was ist übrig geblieben, nachdem alles verschwunden war?

Wie kam alles wieder zurück? Auf all diese Fragen gibt es nur eine Antwort: Bewusstsein. Aus dem Bewusstsein entsteht alles! Im Bewusstsein erfährt sich alles! Im Bewusstsein vergeht alles!

Bewusstsein ist die Urquelle. Bewusstsein ist immer zugegen, sowohl in der Dualität als auch in der Einheit. Das Bewusstsein erschafft die Henne und das Ei. Wie? Das Bewusstsein birgt in sich eine unvorstellbare Vorstellungskraft. Daraus entsteht Klang (Schwingung), dann Energie, dann Atome, dann Materie und daraus das sogenannte Universum. Bewusstsein schöpft das Universum und das Universum kann nur im oder mit dem Bewusstsein erfahren werden. Das Bindeglied zwischen beiden ist der Klang bzw. die Schwingung.

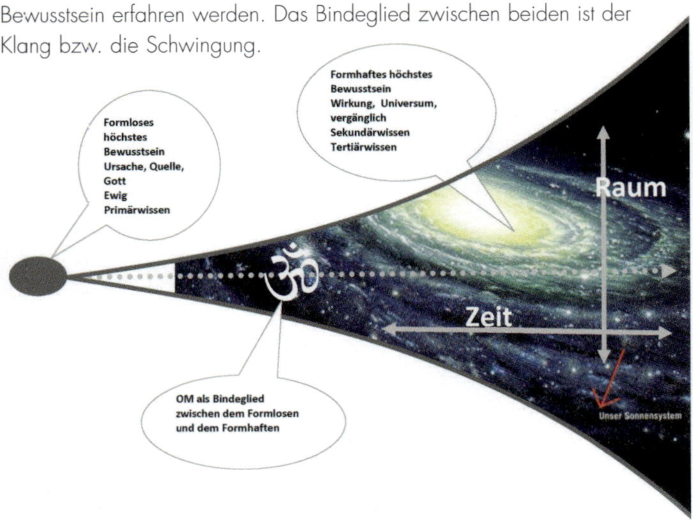

KAPITEL 8: NADABRAHMA-STIMMANALYSE

Die NadaBrahma-Stimmanalyse

Klänge haben eine besondere Wirkung auf den Menschen, da die Schwingung hörbar und spürbar ist. So können Klänge im Menschen Harmonie und Disharmonie erzeugen. In der Antike wurden Klänge und Musik zur Therapie und Heilung eingesetzt. Bis heute haben sich in verschiedenen Kulturen Reste dieses Wissens erhalten.
Der indische Naturwissenschaftler und Musiker Vemu Mukunda (1929 – 2000) erforschte das NadaBrahma-Wissen und stellte sein ganzes Leben in den Dienst von NadaBrahma.

Er entdeckte:
- dass jeder Mensch einen individuellen Grundton mit mehreren Nebentönen hat.
- dass diese Töne Charaktereigenschaften, Stärken, Schwächen, Können, Vorlieben und auch Störungen widerspiegeln.
- dass der Grundton und die Nebentöne über die Sprechstimme festgestellt werden können.
- dass mit einer Summübung auf dem „richtigen" Ton die innere Harmonie gefördert bzw. wiederhergestellt werden kann.
- dass Disharmonie auf der Zellebene wieder harmonisiert werden kann.

Wozu dient die NadaBrahma-Stimmanalyse?

Die NadaBrahma-Stimmanalyse dient in erster Linie dazu, dass man seinen individuellen Grundton feststellt, sich selbst besser kennenlernt und mit der Grundtonübung die innere Harmonie steigert. Sie besteht aus verschiedenen Teilen, die nachfolgend erklärt werden.

Feststellung des individuellen Grundtones

Der individuelle Grundton wird mittels der Sprechstimme festgestellt, er gibt Aufschluss über die Hauptcharaktermerkmale.

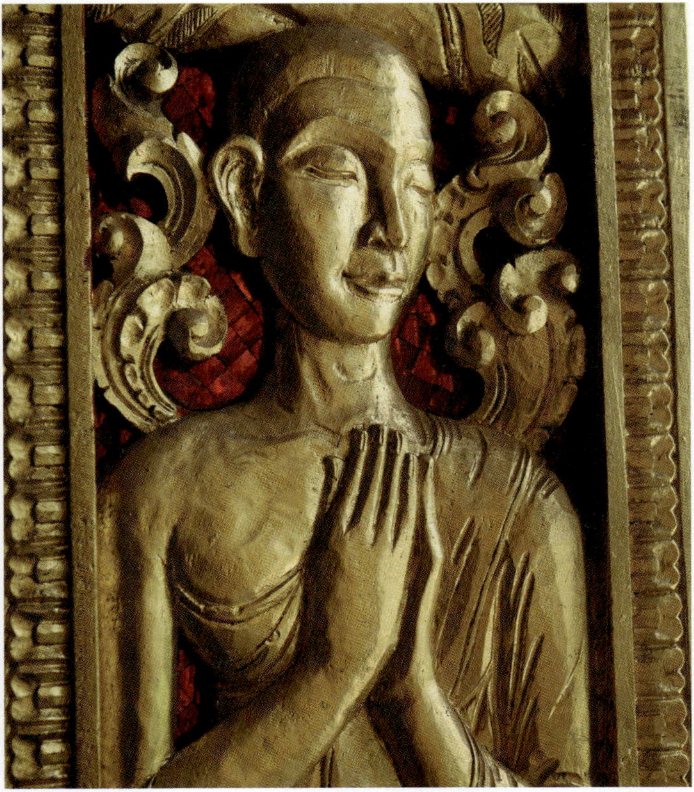

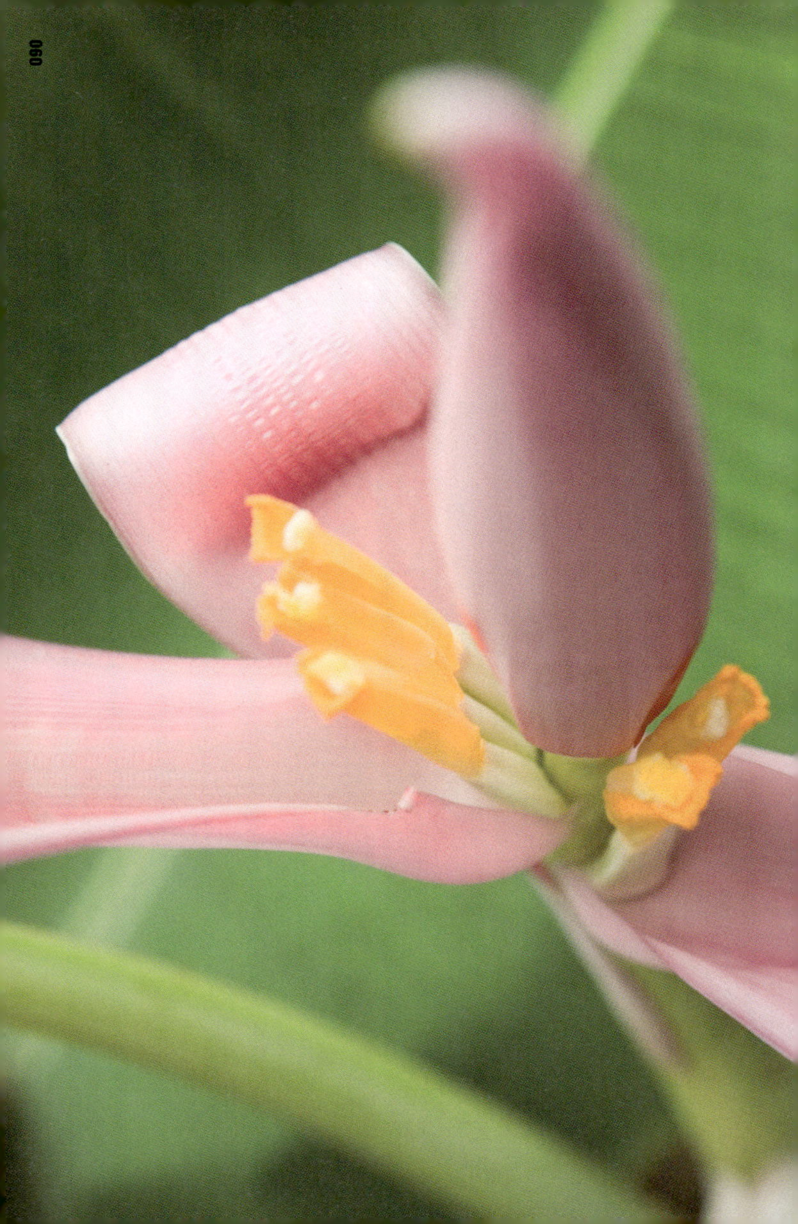

Feststellung der Nebentöne

Auch die Nebentöne werden über die Sprechstimme festgestellt. Sie geben Aufschluss über Fähigkeiten, Stärken, Schwächen, Potenziale, Vorlieben, Abneigungen und Veranlagungen.

Um eventuelle Störungen zu erkennen

Bei der Analyse werden auch evtl. Störungen (innere Disharmonien) offenkundig. Sie resultieren meist aus alten emotionalen Eindrücken und Verletzungen.

Um das maximale Potenzial auszuschöpfen

Zur Stimmanalyse gehört das Erlernen der NadaBrahma-Grundtonübung. Damit kann man sich selbst in seine Mitte bringen und nach und nach kommen die vorhandenen und noch nicht ausgeschöpften Potenziale zum Vorschein.

Um die innere Harmonie wieder herzustellen beziehungsweise zu stabilisieren

Durch die regelmäßige NadaBrahma-Grundtonübung kann die innere Harmonie nicht nur wiederhergestellt werden, falls sie abhanden kam, sondern auch dauerhaft gehalten werden, da der Körper wieder in seine individuelle und natürliche Schwingung gebracht wird. Erfahrungswerte zeigen, dass die Grundtonübung positive Wirkung auf innere Zufriedenheit, Glück, Lebensfreude, Vitalität und Gesundheit hat.

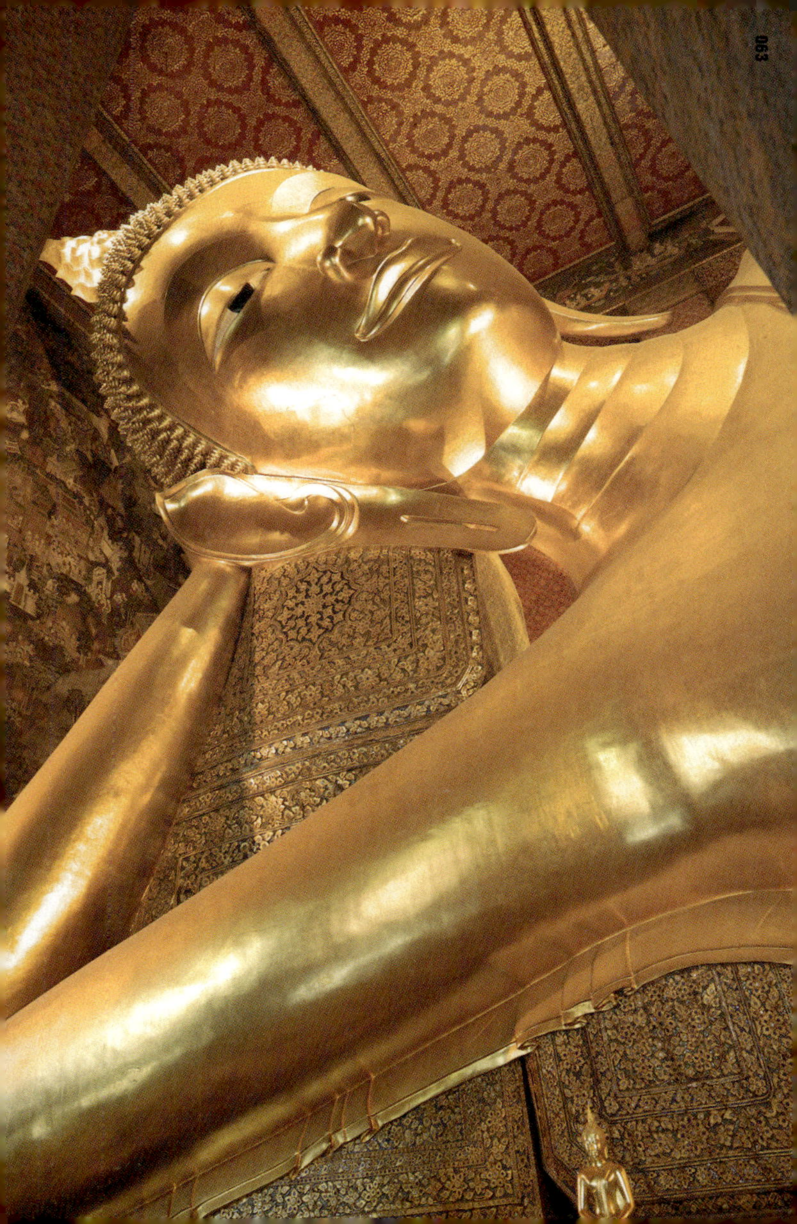

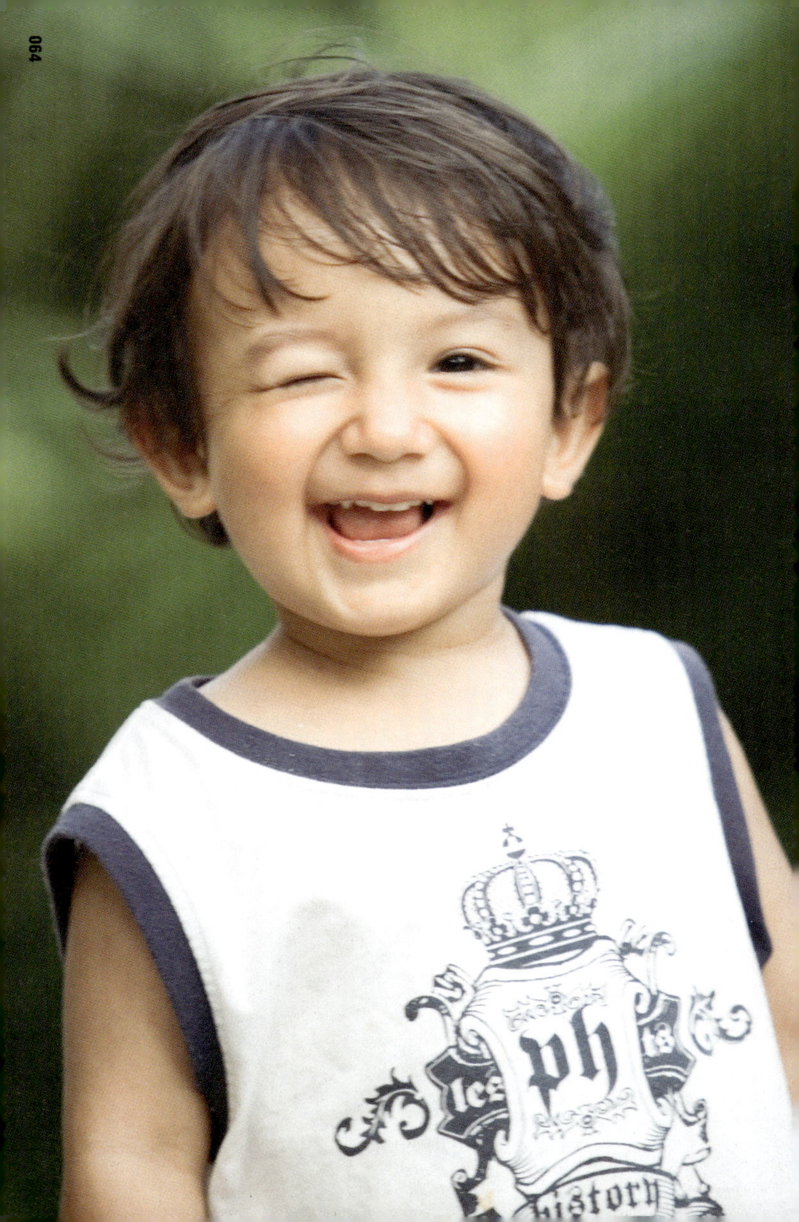
ph
history

KAPITEL 9:
DIE STIMME IST EINZIGARTIG

Die Stimme

Die Stimme jedes Menschen ist einzigartig. Man kann einen Menschen eindeutig an seiner Stimme erkennen. Denken Sie an das Telefonieren, viele Menschen erkennen Sie nur an ihrer Stimme.

Die Stimme ist so einzigartig wie ein Gesicht

Die Stimme ist so einzigartig wie ein Fingerabdruck

Die Stimme ist so einzigartig wie ein Fingerabdruck. In Spionagefilmen sieht man gelegentlich Szenen, in denen eine Stimme mittels Computer analysiert wird und damit die Person ermittelt wird. Das ist kein Zukunftsszenario, sondern Realität.

KAPITEL 10: TONEIGENSCHAFTEN

Jeder Ton, der mit der Stimme erzeugt wird, zeigt gewisse Charaktermerkmale, Fähigkeiten, Stärken, Schwächen, Vorlieben, Abneigungen, Talente usw. auf. Wie schon erwähnt zeigen die Töne der Sprechstimme auch die innere Harmonie bzw. Störungen an.

Die Stimme ist so einzigartig wie ein Fingerabdruck

Zum Beispiel lässt der Ton „g" auf gute Anpassungsfähigkeit, Kommunikation und Führungspotenzial schließen. Der Ton „fis" weist auf Kreativität und Vielseitigkeit hin. Der Ton „gis" auf Beständigkeit, Genauigkeit und auf ein Sicherheitsbedürfnis. Der Ton „a" auf Unabhängigkeit, Zuverlässigkeit, Organisationstalent ...
Durch Kombination der verschiedenen Töne werden die Eigenschaften verstärkt, gemindert oder auch vermischt. So gibt es zum Beispiel Menschen, die auf der einen Seite sehr flexibel und chaotisch sind, und auf der anderen Seite sehr genau und ordnungsliebend.
Es gibt auch Töne, die auf Minderwertigkeit, Angst, Negativität, Unsicherheit ... hinweisen. Mithilfe des Stimmklanges kann eine genaue Analyse des Selbstbewusstseins erstellt werden.
Bei der NadaBrahma-Stimmanalyse wird der Stimmklang in einzelne Töne zerlegt. Die einzelnen Töne werden nach Häufigkeit und Position (wo sie gegeben wurden) erfasst und dann analysiert.

Nada Brahma - Farbtabelle	Toneigenschaften Kurzbeschreibung
g	Führungseigenschaften, charismatische Ausstrahlung, flexibel, Verhandlungsgeschick, friedliebend, spirituelles Interesse...
fis	Sehr kreativ, sehr vielseitig, Freiheitsdrang, Individualist, logisch, aktiv, temperamentvoll, intelligent, logische Vorstellungskraft...
f	Sehr intuitiv, innerlich stark, naturverbunden, paranormale Begabung, Interesse an der Metaphysik...
e	gute Schauspieler, gute Tarnungsfähigkeit, aufopfernd, intuitiv, beherrscht, innere Unsicherheit...
dis	Sehr professionell, zielstrebig, Entdecker- und Forschergeist, hinterfragend, praktisch und kühl, Durchsetzungsvermögen...
d	Geerdet, ausgeglichen, Verantwortungsbewusst, ausgeglichen und praktisch, dienend, im Beruf aufblühend, kontaktfreudig...
cis	unabhängig, romantisch, liebt schlichte Schönheit, unbeständig, schutzlos, Künstlerische und oder religiöse Veranlagung...
c	Soziales Empfinden, offenherzig, weich, liebevoll, hilfsbereit, Veranlagung für Therapeut, sensibel, dienend, verletzlich...
h	Beobachtungsgabe, sehr viel Energie, hinterfragend, starker Wille, guter Planer und Stratege, gehorsam und aufopfernd...
ais	Spezialisten, sehr intellektuell, analytisch, reserviert, sensibel, Wahrheitssucher, Einzelgänger, Perfektionist, lesen viel...
a	Organisationstalent, führend, Unabhängigkeitsbedürfnis, zuverlässig, korrekt, analytisch, professionell, ordnungsliebend...
gis	Genau, Gründlichkeit, Sicherheitsbedürfnis, sehr diszipliniert, professionell, Ehrgeiz, beständig, perfektionistische Einstellung...
g	Führungseigenschaften, charismatische Ausstrahlung, flexibel, Verhandlungsgeschick, friedliebend, spirituelles Interesse...

KAPITEL 11:
IN DER STIMME LIEGT DER SCHLÜSSEL ZU EINEM ERFÜLLTEN LEBEN

Der Schlüssel zu einem erfüllten Leben verbirgt sich in der Stimme!
Das ist eine gewagte Aussage, werden Sie jetzt vielleicht sagen. Wie kann man diese Aussage rechtfertigen?

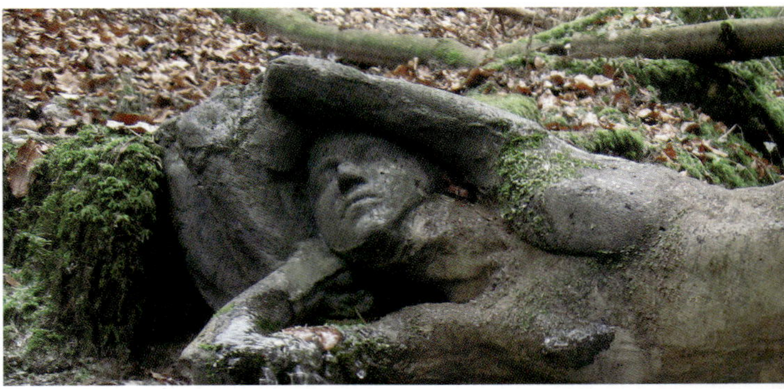

Arete

Die griechische Philosophin Arete von Kyrene hat den Begriff „Arete" geprägt. Sie wies schon im antiken Griechenland darauf hin, dass nur jene Menschen ein wirklich glückliches und erfülltes Leben führen können, die zum einen wissen, was ihnen in die Wiege gelegt wurde, und zum anderen diese Fähigkeiten auch leben.
Wer sein innewohnendes Potenzial kennt und es auch lebt, fühlt sich in der Mitte, ist mit sich selbst und der Umwelt zufrieden und lebt sein Leben in Freude und mit Leichtigkeit. Der Beruf wird zur Berufung und die innere Harmonie ist jederzeit gegeben.
Genau das ist auch der Ansatzpunkt der NadaBrahma-Stimmanalyse. Sie zeigt auf, was man in die Wiege gelegt bekam und was man davon lebt. Werden die Fähigkeiten nicht genutzt oder lebt man ein Leben, das nicht in Übereinstimmung mit „Arete" (den Tauglichkeiten) ist, so treten Störungen, innere Disharmonie, Unzufriedenheit und Widerstände auf. Das Leben wird unrund und der Lebensfluss wird gestört. Diese Widrigkeiten können mit der NadaBrahma-Stimmanalyse festgestellt und mit der NadaBrahma-Grundtonübung behoben werden.

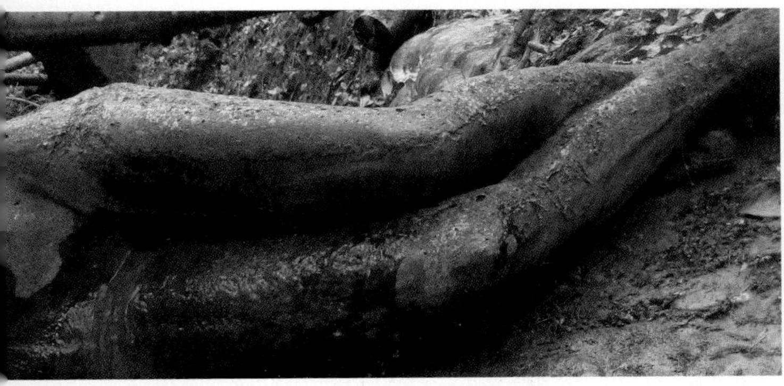

KAPITEL 12: NADABRAHMA STIMMANALYSE-DREIECK

Die einzelnen Töne, welche bei der Grundtonbestimmung festgestellt werden, werden in einer Grafik (Dreieck) dargestellt. Die Grafik zeigt die aktuelle Entwicklung eines Menschen.

Der Grundton

Im NadaBrahma-Stimmdreieck wird der Grundton in die Mitte des Dreiecks gestellt. Ist er voll ausgeprägt, so füllt er das Dreieck bis oben hin aus. Wird der Grundton nicht voll gelebt, so reicht die Linie nicht bis zum oberen Ende des Dreiecks. Ist der Grundton voll ausgeprägt, so bedeutet das, dass die Person in ihrer Mitte ist, ihre Hauptveranlagung und Haupttalente voll lebt und die innere Harmonie meist vorhanden ist. Die rot-orange Farbe des Pfeiles zeigt den Grundton an, in diesem Fall „g".

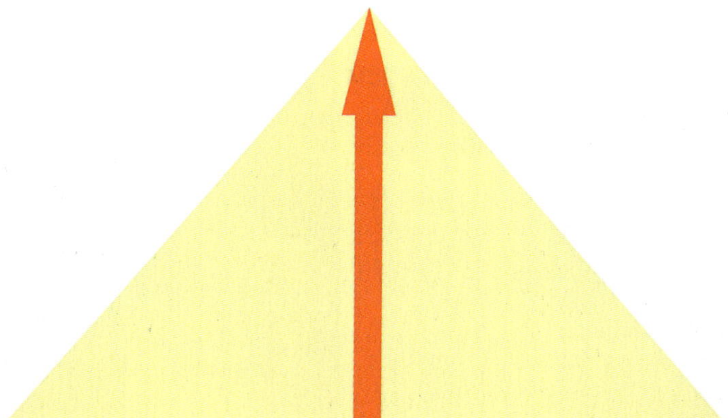

Die Nebentöne

Die Nebentöne zeigen die Stärken und Schwächen, die Vorlieben und Abneigungen, die Talente und Veranlagungen, sowie mögliche Störungen auf. Sie werden im Dreieck links und rechts des Grundtones dargestellt. Die beiden Pfeile, die außerhalb des Dreiecks liegen weisen auf emotionale Störungen aus der Vergangenheit hin. Die Farben der Pfeile zeigen die Nebentöne an.

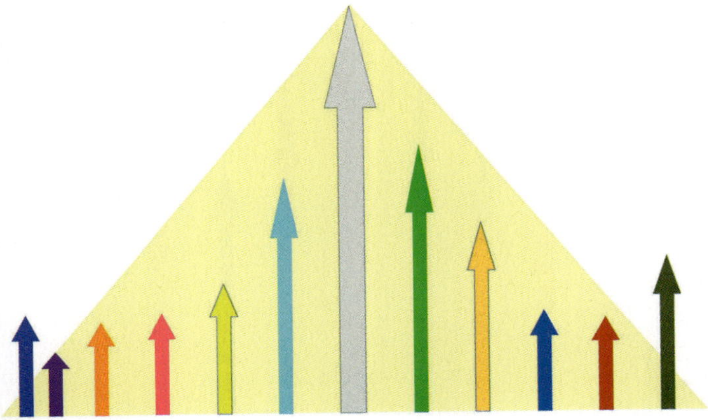

Das ideale individuelle Stimmbild

Bei dem idealen Stimmbild füllen die einzelnen Töne das Dreieck komplett aus und es gibt keine Störungen. Es müssen jedoch nicht alle 12 Töne, wie in der Grafik, vorhanden sein. Je nach Veranlagung gibt es auch Menschen, die nur 5 – 6 Töne in ihrem Stimmbild haben und trotzdem ihr Idealbild leben. Personen mit einem idealen Stimmbild zeichnen sich dadurch aus, dass sie in ihrer Mitte sind, die innere Harmonie spüren, glücklich, mit sich selbst und ihrem Leben zufrieden sind. Diese ideale Konstellation ist selten, sie kommt nur ein Mal unter 500 – 700 Messungen vor.

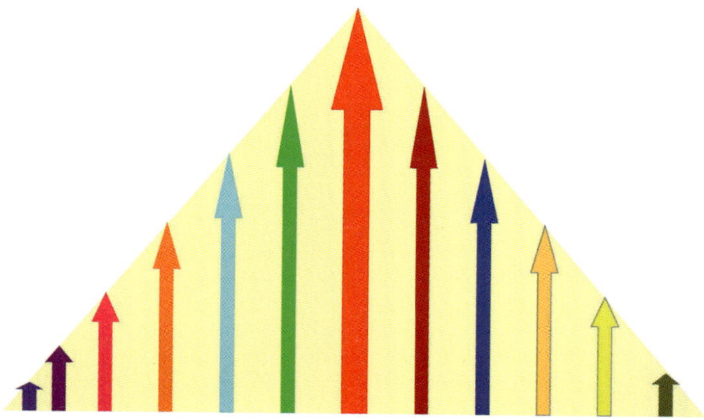

Eine Kurzbeschreibung dieses Stimmbildes

Starke Führungseigenschaften, charismatische Ausstrahlung, sehr guter Redner, flexibel, Verhandlungsgeschick, friedliebend, großes spirituelles Interesse, soziales Empfinden, offenherzig, weich, liebevoll, hilfsbereit, therapeutische Veranlagung, sehr vielseitig, Freiheitsdrang, individualistisch, logisch, oft sehr aktiv und temperamentvoll, aber auch gemütlich und ruhig, je nach Situation. Intelligent, logisch, unabhängig, romantisch, geerdet, ausgeglichen, verantwortungsbewusst. Es können sich Gewissenskonflikte einstellen, wenn die Person etwas machen muss, hinter dem sie nicht steht. Neben einer genauen und gründlichen Ader besteht auch eine völlig chaotische und oberflächliche. Da die Person sehr effektiv ist, wird sie chaotisch und ungenau, wenn die Anforderung nicht entsprechend hoch ist. Es sind keine Störungen zu erkennen, die Person ist in ihrer Mitte und vollkommen in Harmonie.

Störung im Stimmbild, Doppelspitze

Häufig festgestellte Störungen sind Doppelspitzen. Das heißt, diese Personen haben keinen richtig ausgeprägten Grundton, sondern schwanken zwischen zwei Tönen hin und her. Sie fühlen sich nicht in ihrer Mitte, sind wankelmütig und haben oft Gefühlsschwankungen. Wenn alles im Leben gut läuft, werden sie von dieser Störung kaum etwas merken, aber sobald Probleme auftauchen wird auch die Störung aktiviert. Steigerungen der Doppelspitzen stellen Dreier-, Vierer- oder Fünferspitzen dar. Je mehr Spitzen desto mehr leidet der Betroffene, denn umso weiter ist er von seiner Mitte bzw. von seinem wahren Sein entfernt.

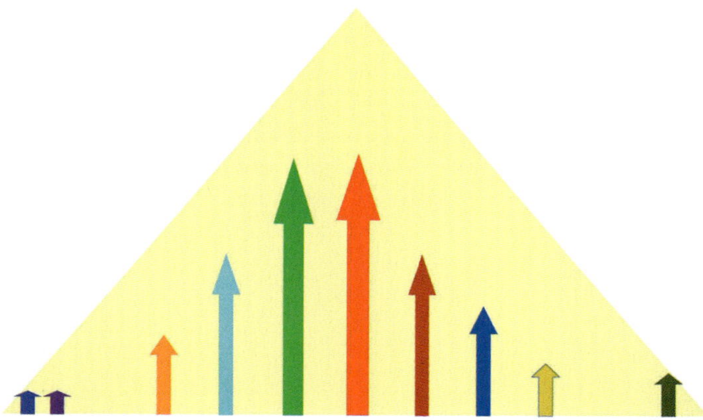

Störung im Stimmbild, negative Einflusstöne

Noch häufiger als Doppelspitzen sind die negativen Einflusstöne. Sie werden ebenfalls bei der NadaBrahma-Stimmanalyse festgestellt und im Stimmdreieck ganz außen links und/oder rechts dargestellt. Bei den negativen Einflusstönen handelt es sich um emotionale Eindrücke und Prägungen aus der Vergangenheit. Meist wird der Grundstein dafür schon in der Kindheit gelegt. Klassische Beispiele dafür sind: Angst nicht zu entsprechen, Minderwertigkeitsgefühle, Schuldgefühle, innere Negativität, Gefühlskälte, Unterdrückung der Gefühle, Aufbau eines Schutzpanzers, emotionale Abkapselung usw. Diese Art von Störung ist zwar für jeden fühlbar, aber meist kann sie nicht mehr genau zugeordnet werden, da die Ursachen ins Unterbewusste verdrängt wurden. Bei jeder ähnlichen Situation flammt sie von Neuem auf.

Eine Kurzbeschreibung dieser Störung

Die Person hat Angst nicht zu entsprechen und verspürt eine innere Unsicherheit. Diese kann auch unterdrückt sein. Außerdem hat sie aufgestaute Energie, die nicht genutzt bzw. nicht verbraucht wird. Innerer Frust und Ärger sind sehr wahrscheinlich. Zudem hat sie eine sehr nüchterne Einstellung und lässt gewisse Gefühle nicht zu. Das vorhandene Potenzial wird nicht gelebt. Wenn im Leben alles ruhig und gut läuft, sind keine Beschwerden spürbar, aber sobald Probleme auftreten, werden die Störungen aktiviert.

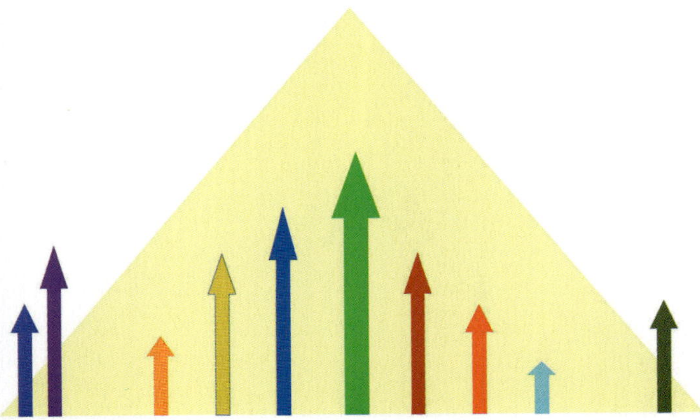

Kombination Doppelspitze und negative Einflusstöne

Die Kombination von Doppelspitze und negativen Einflusstönen ist weitverbreitet und kann mit der NadaBrahma-Stimmanalyse festgestellt werden. Es handelt sich dabei um einen nicht ausgeprägten Grundton, der sich in einer Doppel- oder Mehrspitze zeigt und einem oder mehreren negativen Einflusstönen. Auch hier kann es sein, dass die betroffene Person in guten und positiven Lebensphasen kaum etwas davon merkt, aber sobald sich Probleme ergeben, erschweren die Störungen – je nach Stärke – das tägliche Leben.

Eine Kurzbeschreibung dieser Störung

Die Person ist wankelmütig, unsicher und unterdrückt ihre Gefühle. Die nüchterne Einstellung weist auf eine partnerschaftliche Verletzung bzw. Enttäuschung hin. Das vorhandene Potenzial wird nicht gelebt. Selbst wenn im Leben alles ruhig und gut läuft, wird sich diese Person nicht wohlfühlen. Sobald Probleme auftreten, werden die Störungen noch gravierender.

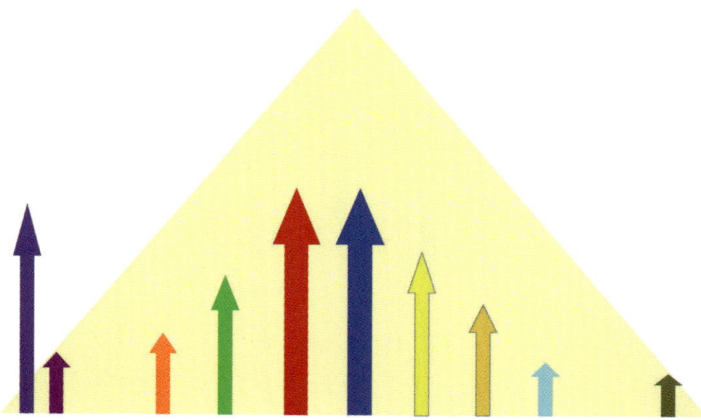

KAPITEL 13: AUFLÖSUNG VON STÖRUNGEN MIT DER NADABRAHMA GRUNDTONÜBUNG

Die NadaBrahma Philosophie basiert auf der Annahme, dass Störungen Disharmonien sind und dass, wenn die innere Harmonie hergestellt ist, für Disharmonien und Störungen kein Platz mehr ist. Mit der Grundtonübung werden daher keine Störungen aufgelöst, sondern Harmonie gefördert und stabilisiert, denn damit lösen sich die Störungen von selbst auf. Es verhält sich ungefähr so: Sie gehen in einen dunklen Raum und machen das Licht an. Müssen Sie sich dann noch um die Dunkelheit kümmern?

Erster Schritt: Grundton feststellen

Bei der NadaBrahma-Stimmanalyse wird mittels der Sprechstimme als erster Schritt der individuelle Grundton festgestellt.

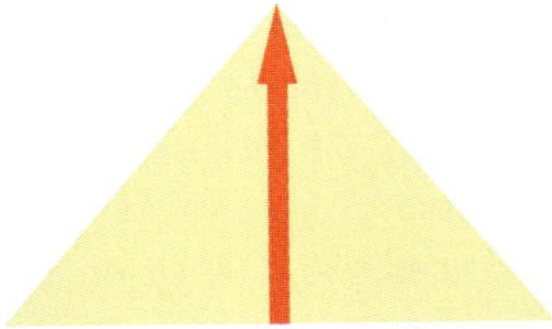

Zweiter Schritt: Nebentöne und eventuelle Störungen feststellen

Dann werden die Nebentöne und evtl. Störungen ermittelt.
Die Töne „cis", „c", „ais", „a", „g", „d", „gis", „fis" und „e" wurden – in diesem Beispiel – als Nebentöne eingestuft.
Eine mittelstarke Störung liegt am Ton „h" (olivgrün) vor und eine leichte am Ton „dis" (lila).

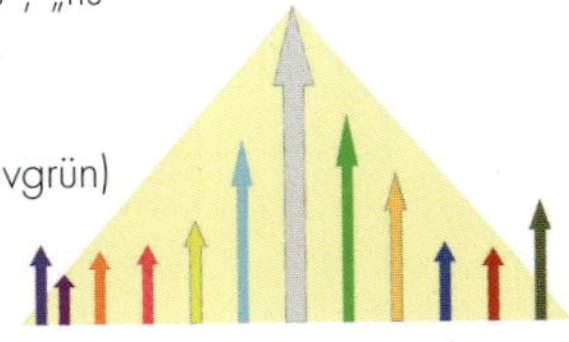

Dritter Schritt: Arete-SOLL und Arete-IST feststellen

Arete-SOLL wird festgestellt und mit Arete-IST verglichen. Mit anderen Worten: das, was man in die Wiege gelegt bekam, wird mit dem verglichen, was man momentan lebt bzw. was man daraus gemacht hat.

Eine Kurzbeschreibung dieses Stimmbildes
Es handelt sich um eine Person, die kommunikativ, anpassungsfähig, friedliebend und kontaktfreudig ist. Sie hat Führungseigenschaften, Einfühlungsvermögen und Verhandlungsgeschick, eine starke soziale Ader und einen liebevollen und romantischen Charakter. Sie liebt die Unabhängigkeit, ist zuverlässig, korrekt, kann gut organisieren und gut mit Geld umgehen. Sie liebt die schlichte Kunst. Ist manchmal etwas unbeständig.
Eine innere Unsicherheit und eine etwas zu nüchterne Lebensanschauung lässt auf eine emotionale Verletzung schließen. Sie sind als Störungen zu werten, rauben Energie und verhindern das Ausschöpfen des gesamten inneren Potenzials (Arete-SOLL). Die Störtöne sind links und rechts außen, als Pfeile, die über den Rand des Dreiecks hinausragen, zu sehen. Die Differenz zwischen Arete-IST und -SOLL ist in der Grafik an den Pfeilen zu erkennen, die nicht bis an den Rand des Dreiecks reichen. Das heißt, der Zwischenraum ist nicht genutztes Potenzial. Ideal wäre, wenn alle Pfeile bis an den oberen Rand des Dreiecks reichen würden.

Vierter Schritt: Grundtonübung erlernen

Ein wesentlicher Schritt ist das Erlernen der individuellen NadaBrahma-Grundtonübung (wird im Kapitel 19 genau erklärt). Mit dieser Übung kann man sich selbst innerhalb weniger Minuten in Harmonie versetzen.

Fünfter Schritt: Grundton stärken

Durch die regelmäßige Grundtonübung von täglich10 Minuten wird der Grundton nach und nach gestärkt. Das bedeutet, dass die innere Harmonie verstärkt wird. Schon nach ein bis zwei Wochen regelmäßiger Übung ist eine Wirkung spürbar und zwar resultierend aus der Verstärkung des Grundtones: auch in der Grafik ist die Auswirkung sichtbar (siehe punktierter Pfeil).

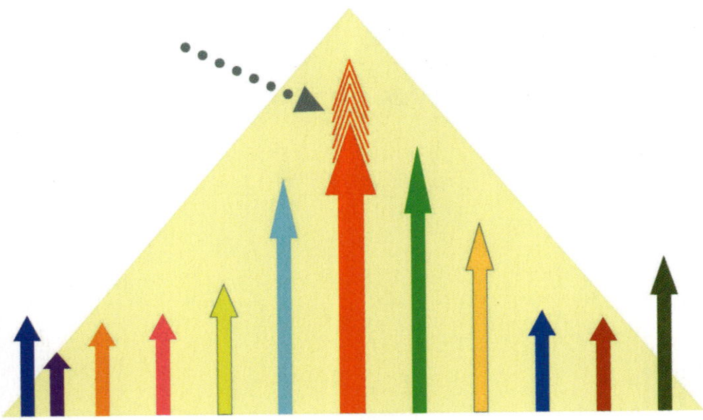

Auflösung der Störungen

Jede Verstärkung des Grundtones stärkt auch die innere Harmonie und stabilisiert sie. Dadurch werden Störungen Schritt für Schritt abgebaut bzw. aufgelöst, da sich die Störungen nur in der Disharmonie halten können. Der Abbau ist in der Grafik links und rechts außen zu sehen (siehe punktierte Pfeile).

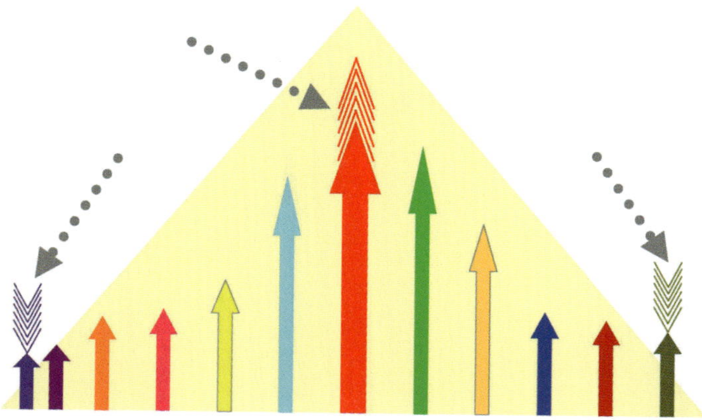

Erwecken des innewohnenden Potenzials

Durch die Auflösung der Störungen kann sich das vorhandene Potenzial entfalten. Talente und Veranlagungen kommen nach und nach zum Vorschein; welche sich zuerst entfalten kann nicht vorhergesagt werden.

Erfahrungswerte zeigen, dass sich das innewohnende Potenzial nach etwa 4 – 6 Wochen Übung zu entfalten beginnt. Die Gesamtdauer variiert sehr stark; bei manchen ist das gesamte Potenzial nach ca. 6 Monaten verfügbar und bei anderen dauert es länger. Die maximale Dauer dürfte bei 12 – 18 Monaten liegen.

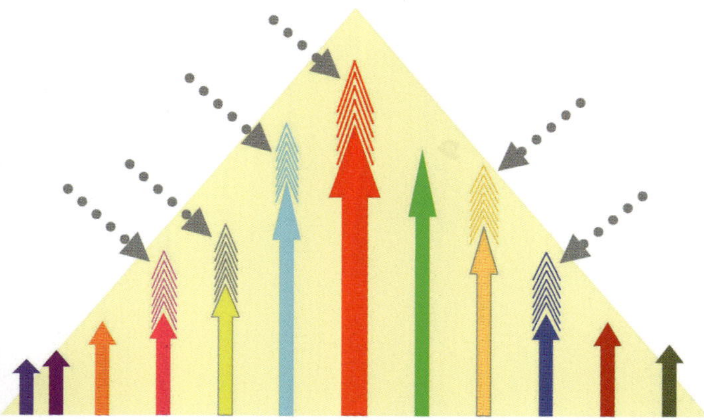

Angleichung von Arete-SOLL und Arete-IST

Mit der Zeit passt sich der IST-Zustand dem SOLL-Zustand an. In der Grafik ist zu sehen, dass die Pfeile den oberen Rand des Dreiecks berühren – das maximale Potenzial wird also ausgeschöpft. Die Störtöne sind nicht mehr vorhanden und das bedeutet, dass sich die emotionalen Muster der Vergangenheit aufgelöst haben. Die Person fühlt sich in ihrer Mitte, ist voller Selbstvertrauen, nutzt ihre gesamten Talente und verfügt über eine optimale Energieversorgung, da über den Nabel ständig harmonische Schwingungen in alle Bereiche des Körpers strömen.

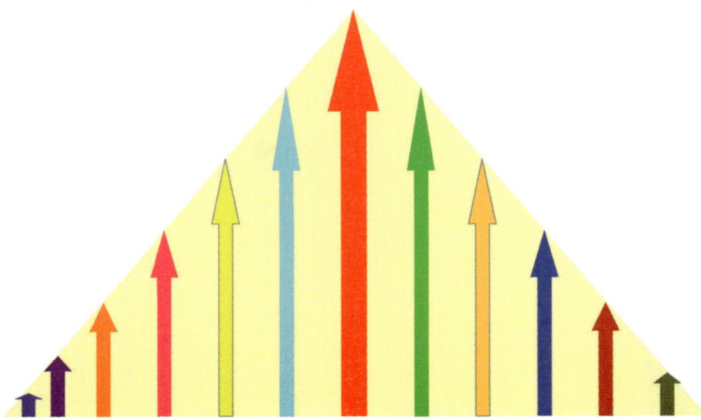

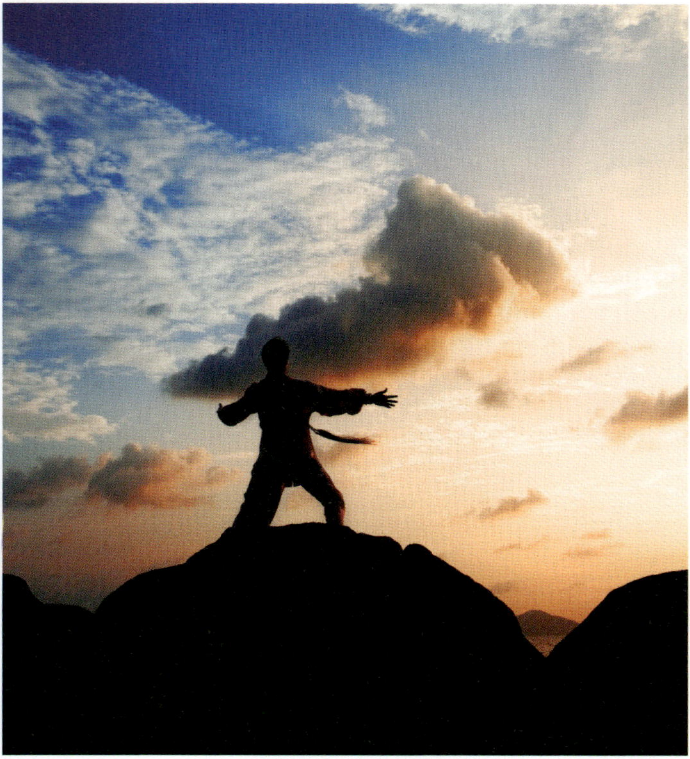

Stabilisierung der inneren Harmonie

Mit einer Stabilisierung der inneren Harmonie kann nach 4 – 6 Monaten regelmäßigen Übens gerechnet werden, danach kann man das Übungspensum auf 2 – 4 Mal pro Woche reduzieren. Manche Menschen machen danach die NadaBrahma-Grundtonübung nur noch sporadisch, da sie sich in ihrer Mitte und in absoluter Harmonie fühlen. Die Grundtonübung ist mit Krücken (Gehhilfen) zu vergleichen; sie leisten gute Dienste, aber wenn alles wieder in Ordnung ist, benötigt man sie nicht mehr. Falls – durch äußere Umstände – die innere Harmonie noch einmal ins Wanken geraten sollte, kann sie mit der Grundtonübung in kürzester Zeit wieder hergestellt werden.

Auflösung von Störungen durch Doppelspitze

Diese Störung kann mit der NadaBrahma-Methode einfach aufgelöst werden. Dazu sind im Prinzip nur drei Schritte notwendig:
Erstens: Mit der NadaBrahma-Stimmanalyse den individuellen Grundton feststellen.
Zweitens: Mit der individuellen Grundtonübung den eigenen Grundton stärken (siehe Grafik).
Drittens: Durch die regelmäßige Übung (10 Minuten pro Tag) den eigenen Grundton stärken. Bei regelmäßigem Üben kann schon nach wenigen Tagen eine spürbare Verbesserung eintreten. Die Erfahrung zeigt, dass sich eine nachhaltige Wirkung meist nach ca. 4 – 6 Monaten einstellt. Die innere Harmonie beginnt sich dann zu festigen, wenn der Grundton bereits gestärkt ist und die Nebentöne, welche die Fähigkeiten, Stärken und Talente symbolisieren, sich zu entwickeln beginnen.

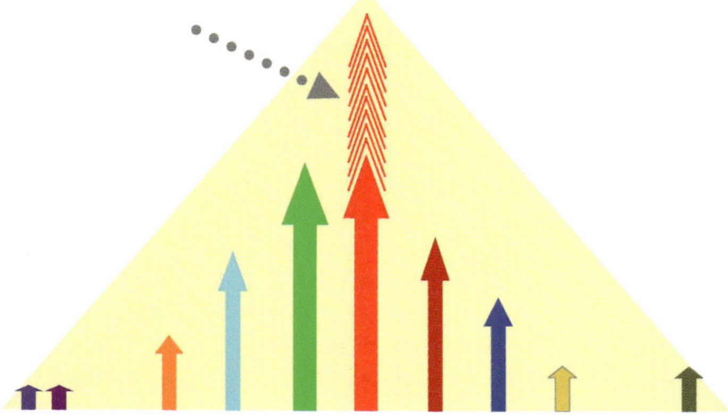

Auflösung von Störungen durch negative Einflusstöne

Die Vorgangsweise ist dieselbe wie im vorangegangenen Absatz. Auch hier ist eine erste spürbare Verbesserung schon nach wenigen Tagen möglich. Nachhaltige Veränderungen können sich nach 4 – 6 Monaten einstellen. Die positive Wirkung hängt sehr stark von der regelmäßigen Ausführung der Übung und natürlich der Stärke der Störung ab.

In der Grafik ist gut ersichtlich, dass sich neben dem Grundton, zwei Nebentöne zu entwickeln beginnen und dass die Störtöne – links und rechts außen – abgebaut werden. In der Praxis fällt immer wieder auf, dass sich die Auflösung von Person zu Person völlig unterschiedlich verhält. Bei manchen stärken sich zuerst die Talente, Fähigkeiten und Stärken, bei anderen bauen sich zuerst die Störtöne ab. Eine Gemeinsamkeit konnte jedoch bei allen Personen festgestellt werden: die Grundtonübung hat eine starke positive Wirkung.

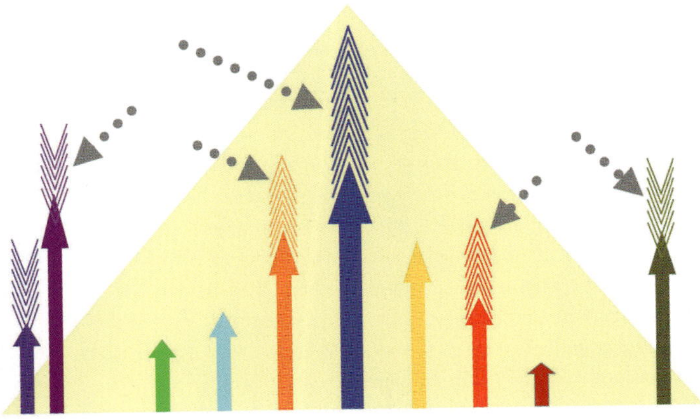

Dieses praktische Beispiel stammt aus einer Langzeitbeobachtung. Es handelt sich dabei um eine 54-jährige Frau aus Österreich. Die erste Grafik zeigt das Stimmbild zum Zeitpunkt der Stimmanalyse. Folgendes ist dabei sehr gut zu erkennen:

- Der Grundton (Mitte) ist nicht ausgeprägt
- Es gibt eine Störung in Form einer Doppelspitze
- Weitere Störung sind 3 negative Einflusstöne (insgesamt 39%), von denen einer sehr stark ausgeprägt ist (gleich groß wie die Töne der Doppelspitze)
- Die Nebentöne sind relativ schwach ausgeprägt

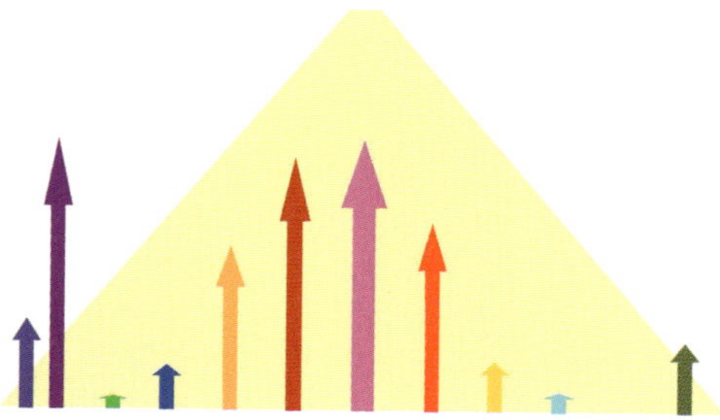

Das Stimmbild sagt über die Frau Folgendes aus (Kurzbeschreibung):
Sehr intuitiv, innerlich stark, naturverbunden, paranormale Begabung, kreativ und vielseitig, sie ist kommunikativ und gerne in Gesellschaft, anpassungsfähig und sie hat ein starkes Verantwortungsbewusstsein …
Die Frau ist nicht in ihrer Mitte, die Doppelspitze macht sie wankelmütig, die negativen Einflusstöne (links außen) weisen auf eine starke Angst nicht zu entsprechen und innere Schuldgefühle hin. Diese beiden Störungen rauben ihre Energie und blockieren ihr inneres Potenzial. Dass sie ihre Veranlagungen nicht nutzt ist sehr deutlich in den nicht ausgeprägten Nebentönen (links und rechts) ersichtlich.

Nach 6 Wochen wurde eine Nachkontrolle durchgeführt. Dass die Frau regelmäßig geübt hat, ist aus der zweiten Grafik gut ersichtlich, denn man kann bereits eine starke Verbesserung erkennen:

- Der Grundton wurde verstärkt und hat sich gut ausgeprägt
- Die Störung der Doppelspitze hat sich gänzlich aufgelöst
- Die negativen Einflusstöne haben sich zwar etwas verteilt, aber insgesamt wurden sie stark abgebaut, nämlich von insgesamt 39% auf 20%
- die Nebentöne wurden verstärkt und beginnen sich nun auszuprägen

Im Gespräch hat die Dame bestätigt,

- dass sie sich viel mehr in ihrer Mitte fühlt
- dass sich die Wankelmütigkeit gelegt hat
- dass die Angst nicht zu entsprechen und die Schuldgefühle weniger geworden sind
- dass sie das Gefühl hat, über neues inneres Potenzial zu verfügen
- dass sie mehr zu sich selbst steht, mit sich selbst zufriedener ist und einen

Vorgeschmack auf die innere Harmonie bereits verspüren kann.

Dieses praktische Beispiel ist kein Einzelfall. Die Erfahrung zeigt, dass ähnliche Erlebnisse für jeden möglich sind. Natürlich gibt es in der Praxis Abweichungen in beide Richtungen.

In den folgenden Wochen haben sich bei dieser Dame die Nebentöne ausgebildet und nach ca. 6 Monaten hatte sie ihr maximales Potenzial (Arete-SOLL) erreicht. Das heißt, die Stimmpyramide war voll aufgefüllt, ähnlich wie bei dem Beispiel auf Seite 72.

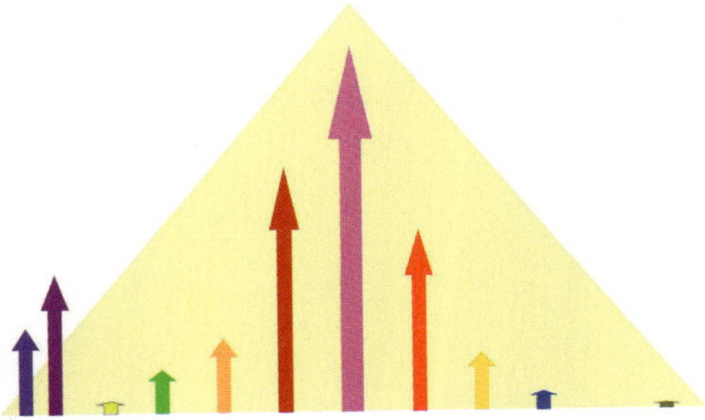

KAPITEL 14: IMEDIS MESSUNG

Veränderungen, welche durch die NadaBrahma-Grundtonübung bewirkt werden, können auch mit modernen Messgeräten nachgewiesen werden. Es wurde eine Testreihe mit dem „Experten-System Imedis" durchgeführt. Dieses Messgerät ist imstande, den Zustand der Selbstregulierung (Homöostase), die energetische Ausgeglichenheit und das körperliche Wohlbefinden eines Menschen zu erfassen und grafisch darzustellen.

Vor der Übung

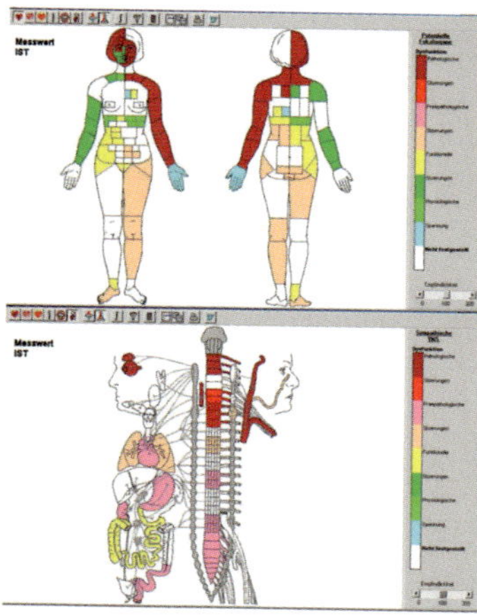

Nach der Übung

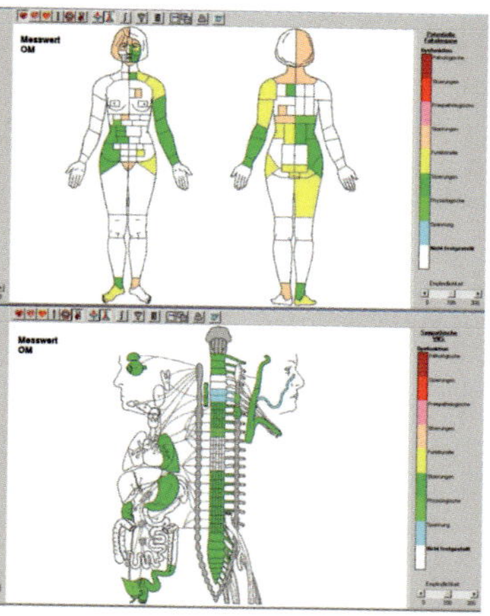

Imedis Messung: Segmentarmessung der bioaktiven Zonen des Menschen

Die Messung wurde an 12 verschiedenen Personen im Alter zwischen 20 und 50 Jahren durchgeführt. Davon waren 5 Personen männlich und 7 weiblich. Für alle 12 Personen war die NadaBrahma-Grundtonübung völlig neu. Die erste Messung wurde vor der NadaBrahma-Stimmanalyse durchgeführt. Dann wurde die NadaBrahma-Stimmanalyse durchgeführt, der Grundton ermittelt und die Grundtonübung 10 Minuten lang gemacht. Unmittelbar danach wurde ein weiterer Imedis-Test vorgenommen.

Bei der Imedis Segmentarmessung wird der menschliche Körper mittels Fuß-, Hand- und Stirnelektroden automatisch vermessen und stellt eine gute Vergleichsmöglichkeit dar. Die Farbskala zeigt den momentanen Grad der möglichen Belastung an. Dunkelrot deutet auf die höchstmögliche Belastung hin, Weiß bedeutet, dass dieser Körperbereich im Normbereich ist und die Farben in der Mitte (Orange, Grün ...) deuten auf eine mögliche mittlere Belastung hin.

Die Tests sprechen für sich und müssen nicht kommentiert werden. Anmerken möchte ich jedoch, dass die Veränderung nach einer einzigen NadaBrahma-Übung nicht dauerhaft anhalten wird. Bei weiteren Messungen, in Abständen von einigen Stunden, würde sich zeigen, dass sich der Ausgangszustand nach und nach wieder zurückbildet. Die Nachhaltigkeit wird mit regelmäßiger Übung erzielt. Langzeittests haben ergeben, dass sich nach einigen Monaten regelmäßiger Übung (10 Minuten pro Tag) die Veränderung nachhaltig einstellen kann. Dazu finden Sie ebenfalls Grafiken (Imedis Langzeitbeobachtung) auf den nächsten Seiten.

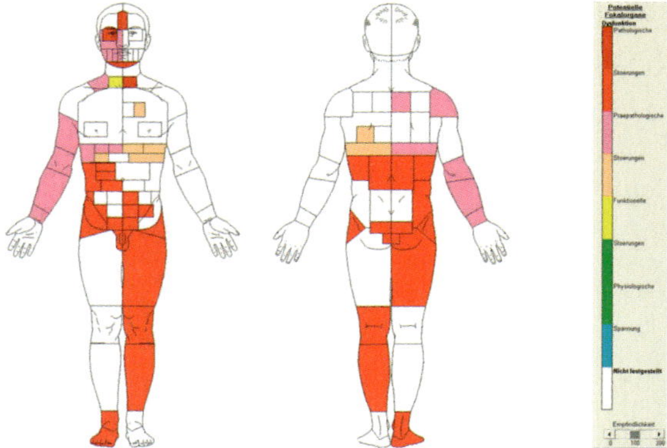

Vor der Übung

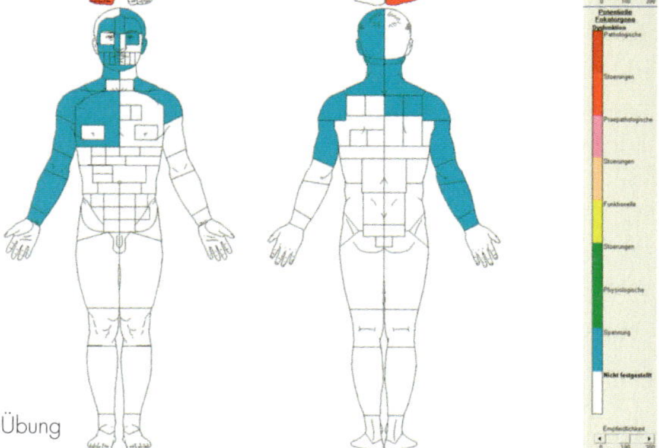

Nach 21 Tagen Übung

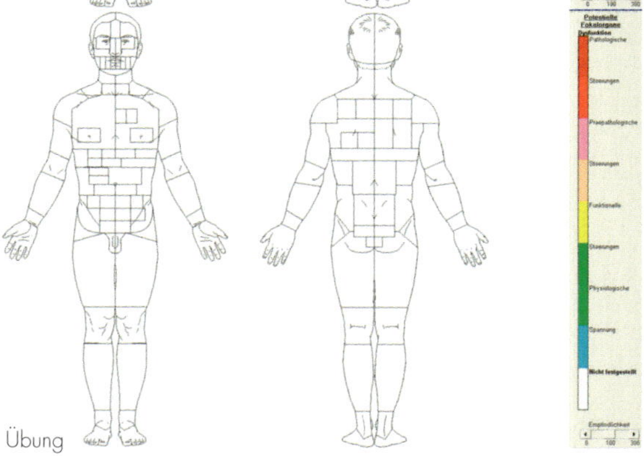

Nach 59 Tagen Übung

Imedis Messung: Langzeitbeobachtung Einzelmessung

Bei diesem Test handelt es sich um eine einzelne Person, welche auf die NadaBrahma Grundtonübung sehr gut angesprochen hat.
Auch hier zeigen die Farben den Grad der Belastung an. Weiß bedeutet, dass keine Belastung in diesem Körperbereich gemessen wurde und dunkelrot deutet auf die höchste Belastung hin. Die einzelnen Farbabstufungen sind in dem Farbbalken (rechts) abgebildet.

Die Farbe Türkis weist z. B. auf eine sehr niedrige und die Farbe Orange auf eine mittlere Belastung hin. Die Testperson hat in den 59 Tagen der Grundtonübung auch subjektiv eine spürbare körperliche und mentale Verbesserung festgestellt, die in der Imedis Messung objektiv belegt wird.

Der menschliche Körper umfasst drei Oktaven

Die menschliche Stimme umfasst etwa 3 Oktaven und genau so wird der Körper im NadaBrahma in 3 Oktaven (Bereiche) eingeteilt.
Die erste Oktave beginnt an den Fußsohlen und endet am Nabel; sie wird dem physischen/körperlichen Bereich zugeordnet und entspricht unserer Bassstimme.

Die zweite Oktave beginnt am Nabel und endet in der Mitte der Stirn (spirituelles Auge); sie wird dem emotionalen Bereich zugeordnet und entspricht unserer Sprechstimme.
Die dritte Oktave beginnt in der Mitte der Stirn und endet am Scheitel; sie wird dem psychischen Bereich zugeordnet und entspricht unserer hohen und schrillen Stimme bzw. Kopfstimme.

Die mittlere Oktave ist für die NadaBrahma-Methode entscheidend.
In diesem Bereich sind alle emotionalen Eindrücke, wie Konzepte, Glaubenssätze, Gedankenmuster, Prägungen, Blockaden, Ängste, Sorgen, Problemmuster, Widerstände etc. gespeichert – und zwar in einem feinstofflichen Bereich, den wir als elektromagnetisches Feld kennen. Von Kindheit an werden dort sämtliche emotionelle Eindrücke gespeichert. Sie setzen sich wie Verkrustungen bzw. Verschmutzungen in Schichten ab und behindern unsere innere Harmonie. Da sie mit der Zeit in das Unterbewusstsein abgleiten, sind wir uns derer nicht bewusst und können sie mit herkömmlichen Methoden nur sehr schwer bzw. langsam auflösen.

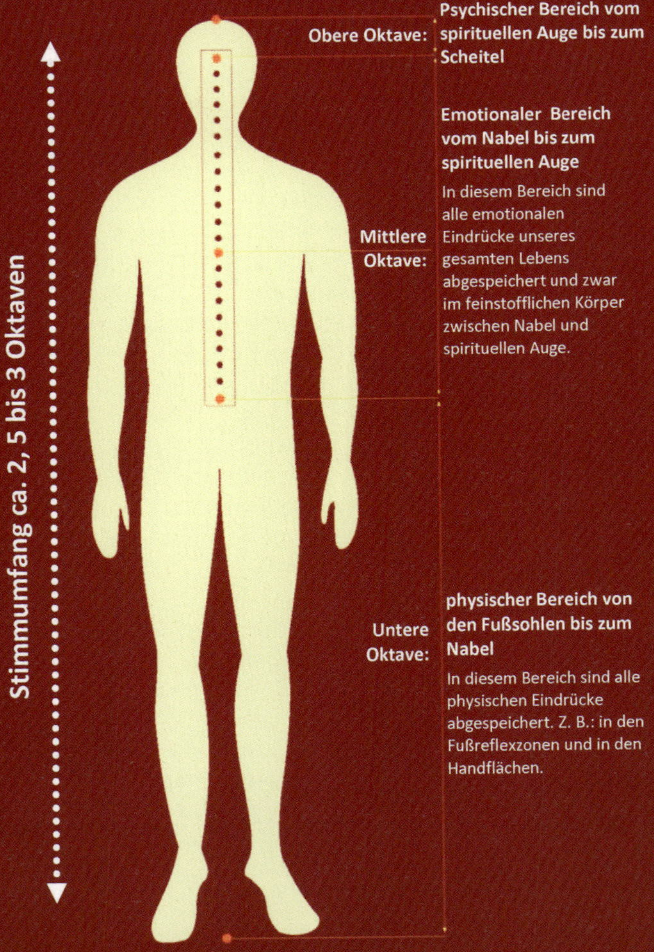
Stimmumfang ca. 2, 5 bis 3 Oktaven
Obere Oktave:
Psychischer Bereich vom spirituellen Auge bis zum Scheitel
Mittlere Oktave:
Emotionaler Bereich vom Nabel bis zum spirituellen Auge
In diesem Bereich sind alle emotionalen Eindrücke unseres gesamten Lebens abgespeichert und zwar im feinstofflichen Körper zwischen Nabel und spirituellen Auge.
Untere Oktave:
physischer Bereich von den Fußsohlen bis zum Nabel
In diesem Bereich sind alle physischen Eindrücke abgespeichert. Z. B.: in den Fußreflexzonen und in den Handflächen.

Die mittlere Oktave ist für das Emotionale zuständig

Laut NadaBrahma ist der mittlere Bereich (Oktave) – zwischen dem Nabel und dem spirituellen Auge – für die Emotionen zuständig. Buchstaben und Silben wirken auf bestimmte Körperbereiche und lösen dort ein bestimmtes Gefühl (Emotion) aus.

Ein Beispiel: wenn der Buchstabe „A" in einem tiefen Ton gesprochen oder gesungen wird, entsteht eine Vibration im unteren Bereich der Kehle, die sich bis zum Nabel fortsetzt und diesen zum Schwingen bringt. Diese Schwingung stimuliert körperliche Ruhe, Entspannung, Erdung und ein Gefühl der Geborgenheit bzw. Mitte.

Der Buchstabe „U" versetzt den Herzbereich in Schwingung, und es stellt sich ein Gefühl der Freude, Leichtigkeit, Fröhlichkeit und guter Laune ein.

Der Buchstabe „M", gesprochen oder gesungen als Konsonant, bringt den ganzen oberen Kopfbereich zum Schwingen, ganz besonders den Bereich in der Mitte der Stirn, in dem das spirituelle bzw. dritte Auge seinen Sitz hat. Diese Schwingung erzeugt eine erhabene Stimmung, Frieden, Zufriedenheit und Wunschlosigkeit.

Zwischen diesen drei Energiepunkten (A, U und M) gibt es natürlich weitere Silben; hier einige Beispiele:

Die Silbe „NA" bringt den Bereich an der Nasenwurzel (dort wo die Nase und die Stirn sich verbinden) zum Schwingen. Wird das Bewusstsein dorthin gelenkt, so entsteht Ärger, Frust und Wut. Dieser Energiepunkt birgt ein großes Energiepotenzial in sich.

Die Silbe „DHA" wird dem Bereich der Brust (über dem Herzen) zugeordnet. Sie bewirkt Stärke, Kühnheit und Selbstbewusstsein. Es handelt sich um jenen Punkt, den man unwillkürlich berührt, wenn man seine eigene Stärke oder sein Können anspricht. An welcher Stelle berühren Sie sich, wenn Sie zu jemandem sagen „das kann ich"? Sie klopfen mit der flachen Hand oder Faust auf die Brust oberhalb des Herzens. Auch die christliche Religion nutzt diesen Punkt, und zwar indem man ihn beklopft und gleichzeitig sagt „oh Herr ich bin nicht würdig, dass Du eingehst ...".

Betrachten wir nun die Silbe „MA"; sie wirkt etwas unterhalb des Herzens und erweckt das Mitgefühl, das Weiche, Offenherzige und Gutmütige. Nicht umsonst wird die Mutter „Mama" oder „Madre" genannt. Auch mother wird „ma" ausgesprochen, außerdem bedeutet die Silbe „Ma" im Sanskrit Urmutter.

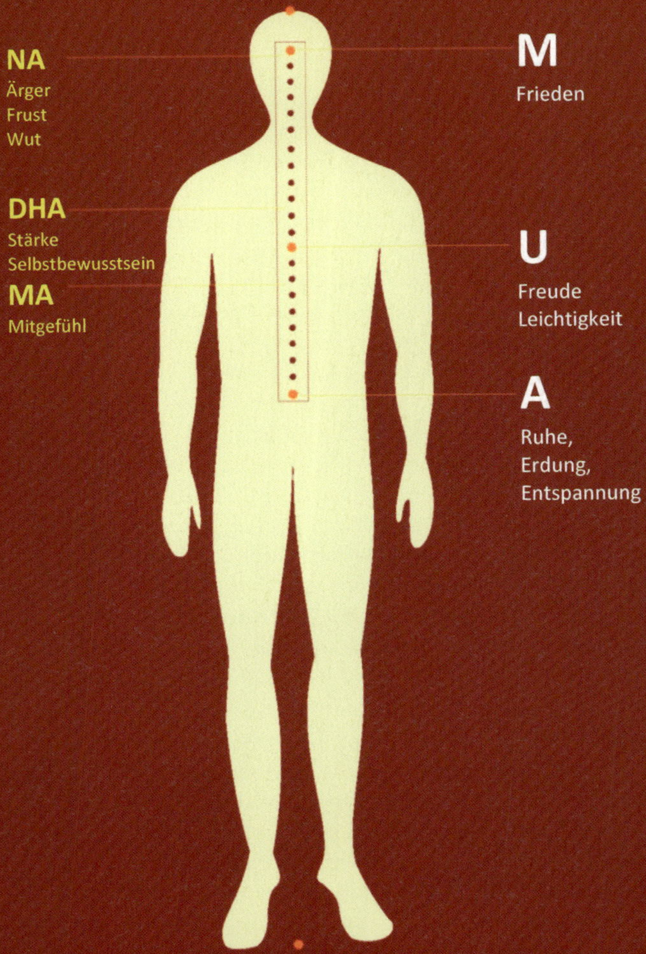

Den emotionalen Bereich kann man mit einem runden „Kanal" bzw. Rohr vergleichen, worin sich alle emotionalen Eindrücke befinden. In diesem Kanal befinden sich alle Emotionen. NadaBrahma berichtet von insgesamt 22 + 1 verschiedenen Emotionen. Sie werden bestimmten Körperpunkten zugeordnet und als Nadis (Energiepunkte) bezeichnet. Fünf dieser Emotionspunkte (A, U, M, NA, DHA und MA) haben wir kurz besprochen.

Emotionaler Speicher

Im Laufe des Lebens speichert der Mensch alle starken emotionalen Eindrücke im feinstofflichen Körper (elektromagnetisches Feld) ab. Das beginnt schon im frühesten Kindesalter. Es geschieht automatisch und die gespeicherten Emotionen gleiten schon bald in das Unterbewusste ab. Diese gespeicherten Emotionen machen sich als Konzepte, Sorgen, Ängste, Widerstände etc. bemerkbar; werden sie nicht aufgelöst, so begleiten sie uns das ganze Leben. Wenn es uns gut geht, werden wir sie kaum merken, aber sobald es Schwierigkeiten gibt, werden sie zum Leben erweckt. Sie schlummern quasi vor sich hin, bis sie durch einen bestimmten Anlass aktiviert werden. Wenn Ihnen z. B. als Kind gesagt wurde, dass Sie etwas Bestimmtes nicht können, werden Sie diese Information speichern – insbesondere wenn Sie das öfters erleben. Wenn Sie dann als Erwachsener in eine ähnliche Situation kommen, wird die Angst, „nicht zu entsprechen", ausgelöst. Waren die Eindrücke in der Kindheit emotional sehr stark, so wird sich dies im Erwachsenenalter als Minderwertigkeitsgefühl manifestieren. Natürlich wird dieses Gefühl nicht ständig vorhanden sein, sondern nur dann, wenn es durch eine ähnliche Situation aktiviert wird.

Mit dem Verstand – also bewusst – ist es nicht so einfach, an diesen emotionalen Speicher heranzukommen. Daher nutzt NadaBrahma eine Methode, die diese alten Konzepte, Verkrustungen und Widerstände im Unterbewusstsein auflöst. Diese Methode wird als NadaBrahma-Grundtonübung bezeichnet. Man nutzt dazu die Schwingung der eigenen Stimme. Der emotionale Kanal wird damit in Schwingung gebracht und von den alten Verkrustungen gereinigt. Man kann es mit der Arbeit eines Schornsteinfegers vergleichen, der mit der Bürste den Schornstein (Kanal) reinigt. Verkrustungen, die so aufgelöst (gereinigt) wurden, kommen nicht wieder zurück. Wer neue „möchte", müsste sich wieder neue Widerstände, Blockaden etc. erschaffen.

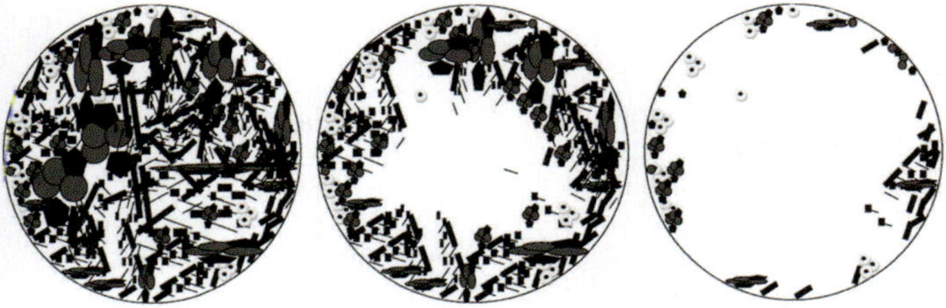

In den drei Grafiken ist der Reinigungsprozess (des emotionalen Kanals) schematisch dargestellt. Langjährige Erfahrungen zeigen, dass der Auflösungsprozess bereits nach wenigen Wochen Übung spürbar ist. Die maximale Wirkung wird meist nach 4 – 6 Monaten täglicher Übung festgestellt; bei manchen Menschen kann es auch länger dauern. Danach ist die tägliche Übung nicht mehr so wichtig. Oft wird sie dann nur noch sporadisch bzw. nach Bedarf ausgeführt. Allerdings gibt es auch Menschen, welche die Grundtonübung als so wohltuend empfinden, dass sie nicht mehr darauf verzichten wollen. Ich möchte in diesem Falle raten, auf Ihre innere Stimme zu hören.

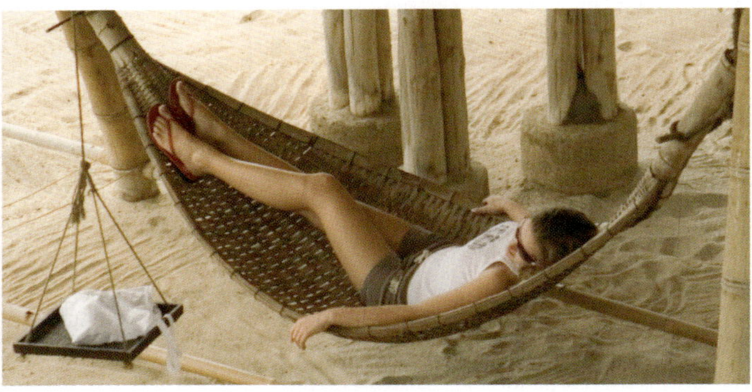

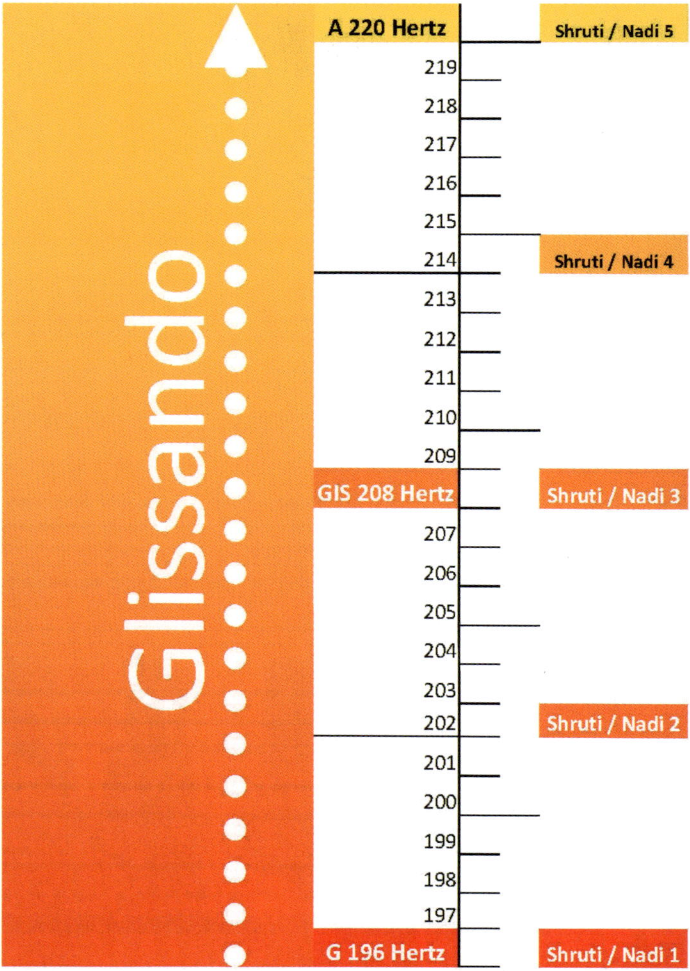
Glissando
A 220 Hertz
219
218
217
216
215
214
213
212
211
210
209
GIS 208 Hertz
207
206
205
204
203
202
201
200
199
198
197
G 196 Hertz
Shruti / Nadi 5
Shruti / Nadi 4
Shruti / Nadi 3
Shruti / Nadi 2
Shruti / Nadi 1

Zur optimalen Wirkung muss die Schwingung den richtigen Punkt genau treffen

Um die emotionale Verkrustung nachhaltig aufzulösen, muss der richtige Punkt genau getroffen werden. Die Verkrustungen können sich auf der ganzen Länge des „Kanals" befinden. Ihre Position ist in der Regel unbekannt; sicher ist aber, dass sie sich auf den 22 + 1 Nadis befinden. Die Nadis werden mit Buchstaben, Silben und vor allem mit Tönen in Schwingung gebracht. Der emotionale „Kanal" entspricht einer Oktave, also 12 + 1 Tönen, aber damit können nicht alle 22 + 1 Nadis (emotionale Punkte) berührt werden (siehe Grafik). Die einzige Methode, um wirklich alle Punkte gleichmäßig in Schwingung zu versetzen, ist das Glissando über eine Oktave (stufenloses Gleiten vom Ausgangston bis zur nächsthöheren Oktave). Daher beginnt die NadaBrahma-Grundtonübung mit dem Buchstaben „A" (Prim als Ausgangston) am Nabel, wird dann stufenlos zum „U" (Quint) am Herzen und weiter zum „M" (Oktave) am spirituellen Auge gezogen. Damit werden alle Nadis in Schwingung versetzt. Bei jeder Übung lösen sich Verkrustungen. Sie werden mit dem Glissando nach oben transportiert und am spirituellen Auge transformiert (geistiges Recycling).

Grafik: Nadis und Töne
Rechts sind die Nadis dargestellt. Die Nadis sind Energiepunkte und die Shrutis sind die dazugehörigen Klänge. In der Mitte sind die Töne „g", „gis" und „a" der westlichen Musik mit der jeweiligen Hertzfrequenz zu sehen. Die Nummern dazwischen (in schwarz-weiß) entsprechen den Hertzfrequenzen, die zwischen den Tönen liegen. Es ist sehr gut sichtbar, dass die Nadis 2 und 4 zwischen den Tönen liegen und von diesen nicht berührt werden. Daher ist das Glissando notwendig. Grafisch ist das Glissando ganz links als Farbbalken ohne Abstufungen dargestellt. Es wird bei der NadaBrahma-Grundtonübung von unten nach oben gesungen. Allerdings variiert die Farbe am Ausgangspunkt je nach dem individuellen Grundton.

KAPITEL 16:
WAS IST DIE NADABRAHMA-GRUNDTONÜBUNG?

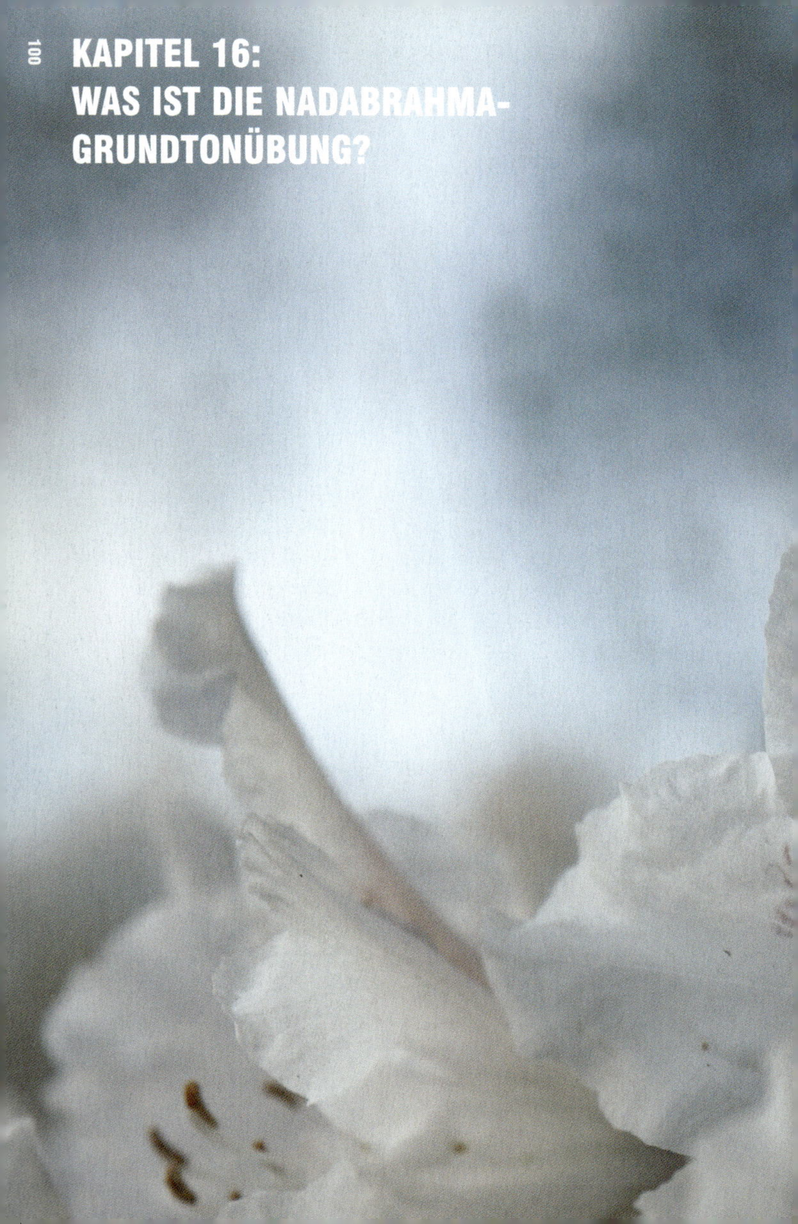

Die NadaBrahma-Grundtonübung ist:

- eine Stimmübung (Glissando) über eine Oktave
- eine nonverbale Selbsttherapie

Diese Übung kann jeder machen. Man muss dazu weder musikalisch sein noch singen können, denn es ist eher ein Summen bzw. Tönen. Man kann sie in 15 – 20 Minuten erlernen. Sie wird in diesem Buch noch genauer erklärt.

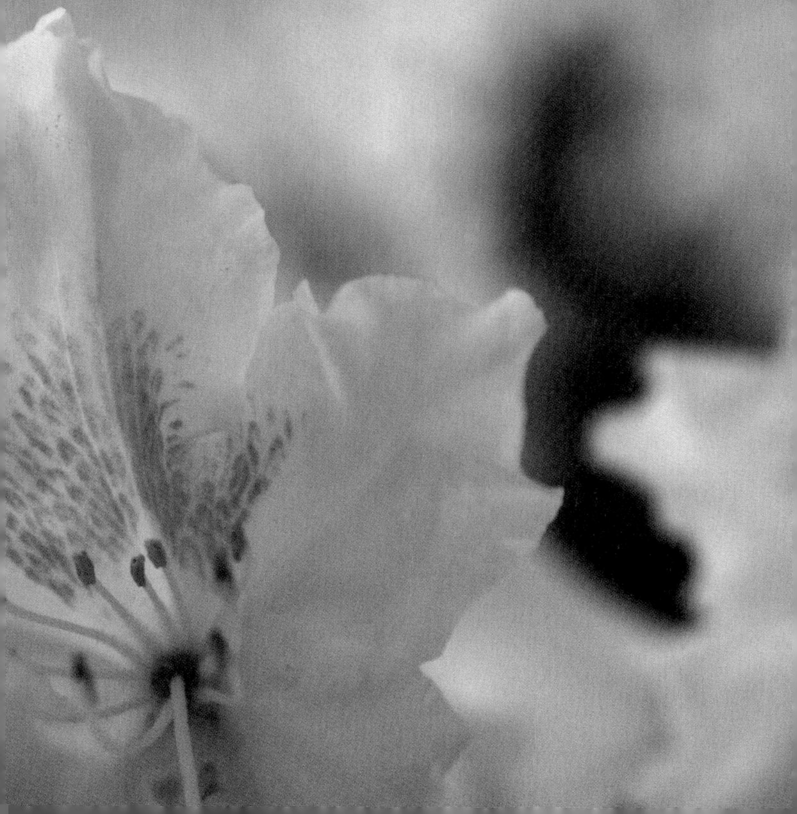

KAPITEL 17: WAS BEWIRKT DIE NADABRAHMA-GRUNDTONÜBUNG?

Diese einfache und kurze Übung bringt unseren feinstofflichen Körper wieder in eine harmonische Schwingung und stellt so die innere Harmonie in Kürze wieder her. Wird die Übung regelmäßig gemacht, so kann sich die innere Harmonie dauerhaft stabilisieren und die inneren Selbstheilkräfte können damit aktiviert werden.
Im Einzelnen bewirkt die Grundtonübung Folgendes:

- sie versetzt den physischen und feinstofflichen Körper in Schwingung
- sie dringt bis in die Schichten des Unterbewusstseins vor
- sie wirkt im JETZT
- sie löst ohne Vergangenheitsbewältigung
- sie verbindet mit der geistigen Welt (SEIN, SELBST, höchstes Bewusstsein, Quelle …)
- sie fördert die Zellharmonie (wirkt im Unterbewusstsein)
- sie fördert die Selbstheilungskräfte

Personen, welche die NadaBrahma-Grundtonübung regelmäßig machen, berichten über folgende Wirkungen:

- emotionale Ausgeglichenheit
- Ruhe, Entspannung, Erdung
- Freude, Glücksgefühle, geistig-seelische Ruhe und heitere Gelassenheit
- Stärken und Potenziale kommen zum Vorschein
- Verbesserung des allgemeinen Wohlbefindens
- innere Harmonie (ohne Vergangenheitsbewältigung)

Die NadaBrahma-Grundtonübung bringt Harmonie in den Zellbereich. Mit jeder Übung wird der physische und feinstoffliche Körper mit Harmonie durchflutet.

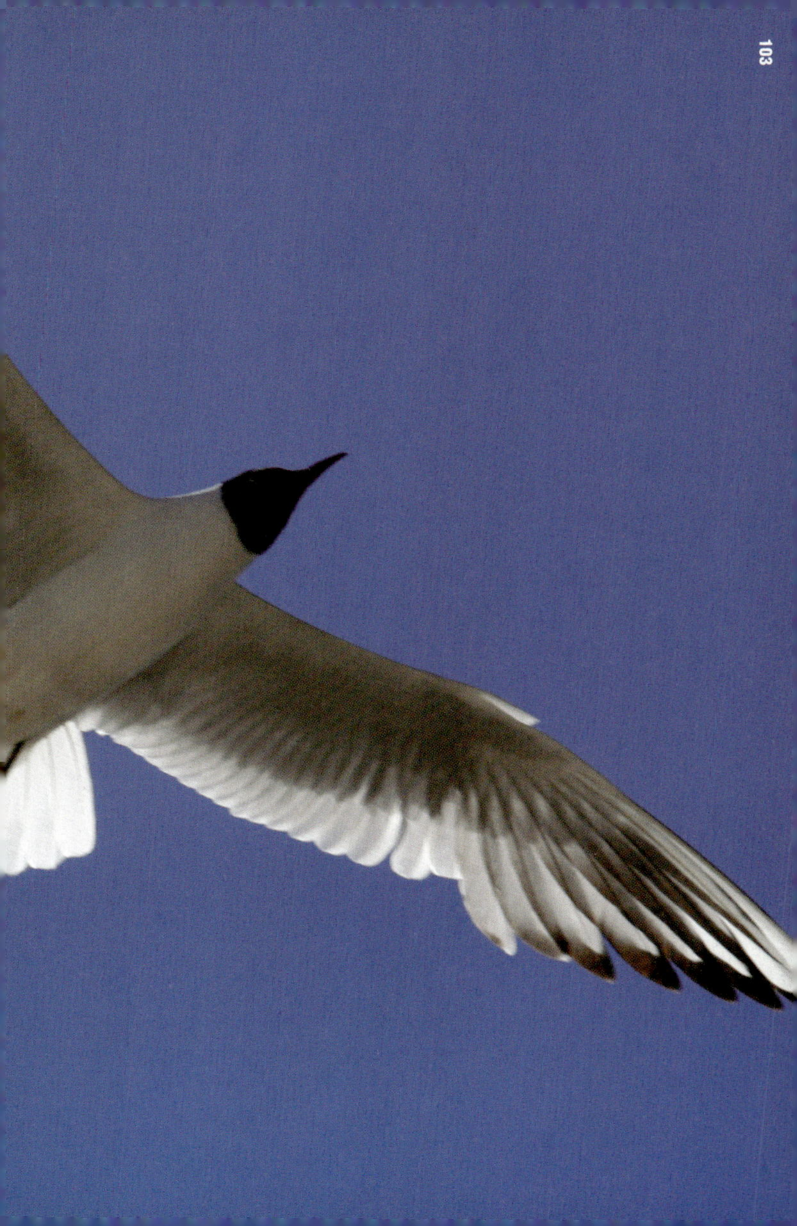

Sonnengeflecht

Der Nabel entspricht unserem Ruhepol. In der Chakrenlehre wird dem Nabelchakra (Manipura) große Bedeutung beigemessen; es wird auch Solarplexus bzw. Sonnengeflecht genannt. Obwohl es Nabelchakra heißt, wird es dem Bereich etwas oberhalb des Nabels zugeordnet und soll zwischen dem zwölften Brust- und dem ersten Lendenwirbel liegen. Physisch werden dem Nabelchakra die Verdauungsorgane, Bauchspeicheldrüse, Leber, Milz, Galle und das vegetative Nervensystem zugeordnet. Der Name Sonnengeflecht kommt daher, weil sich am Nabelchakra viele Nervenbahnen treffen, die wie ein Geflecht wirken. Außerdem wird das Nabelchakra als Gefühlszentrum und Sitz der Persönlichkeit bezeichnet. Von dort sollen unser Selbstvertrauen und unsere Zufriedenheit kommen. Auch die allgemeine Vitalität steht im engen Zusammenhang mit den Nadis. Viele asiatische Kampfsportarten weisen darauf hin, dass die Kraft vom Bauch (Nabel) kommt. Umgekehrt kennt man das flaue Gefühl in der Magen- und Bauchgegend (Nabel), wenn man einen Schwächeanfall hat. Starke Emotionen lösen ebenfalls Reaktionen in diesem Bereich aus, egal ob positiv oder negativ (Schmetterlinge im Bauch, Wut im Bauch, Bauchentscheidung, Magenkrämpfe, Angst im Bauch, Sodbrennen, Verdauungsstörungen, Gastritis, Magengeschwür usw.)

NadaBrahma betrachtet den physischen Nabel als Zentrum und Ruhepol. Nach alter Überlieferung führen vom Nabel 72.000 Energiebahnen (Nadis) in alle Bereiche des Körpers. Wenn man sich den runden Nabel als Zentrum, und die daraus hervorströmenden Energiebahnen strahlenförmig vorstellt, liegt der Begriff Sonnengeflecht sehr nahe. Die 72.000 Nadis regulieren den Energiehaushalt im ganzen Köper.
Ist ein Mensch in seiner Mitte, so stellt sich ein ruhiges und harmonisches Gefühl am Nabel ein und der Körper wird über die Nadis mit harmonischer Schwingungsenergie – die in jede Zelle vordringt – optimal versorgt. Wird ein Mensch aus seiner Mitte gerissen, so stellen sich Unruhe und Disharmonie am Nabel ein. Auch hier tragen die Nadis diese Unruhe und disharmonische Schwingungsengerie in den ganzen Körper und in jede Zelle.

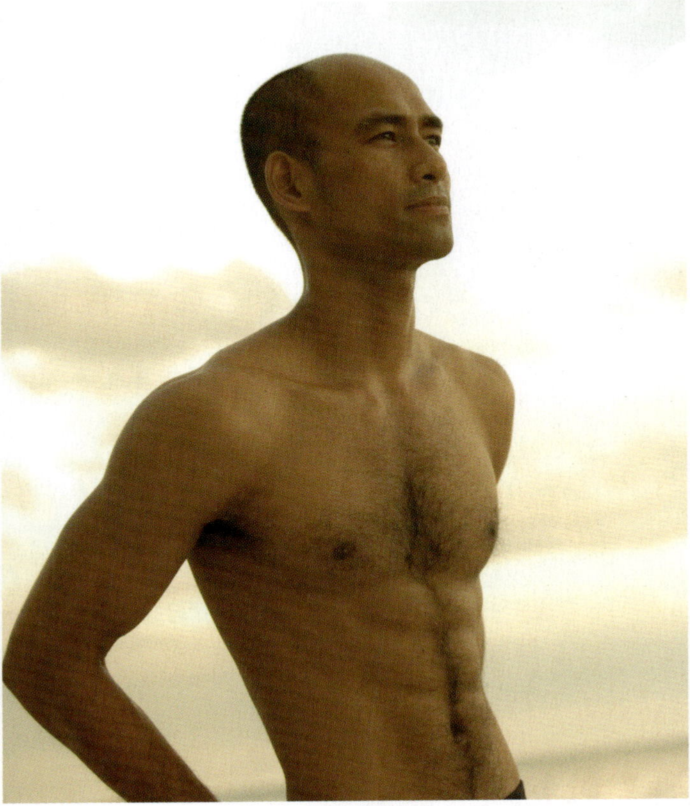

Die Folgen davon kennen wir als Energiemangel, Stress, schlechte Laune, Unwohlsein, innere Unruhe, Nervosität etc.
In weiterer Folge können aus diesen Disharmonien Krankheiten entstehen. Aus diesem Betrachtungswinkel wundert es nicht, weswegen NadaBrahma der Harmonie im Nabelbereich so große Bedeutung beimisst. Genau aus diesem Grunde wurde die NadaBrahma-Grundtonübung entwickelt, denn sie vermag in wenigen Minuten die Harmonie im Nabelbereich herzustellen und zu stabilisieren.

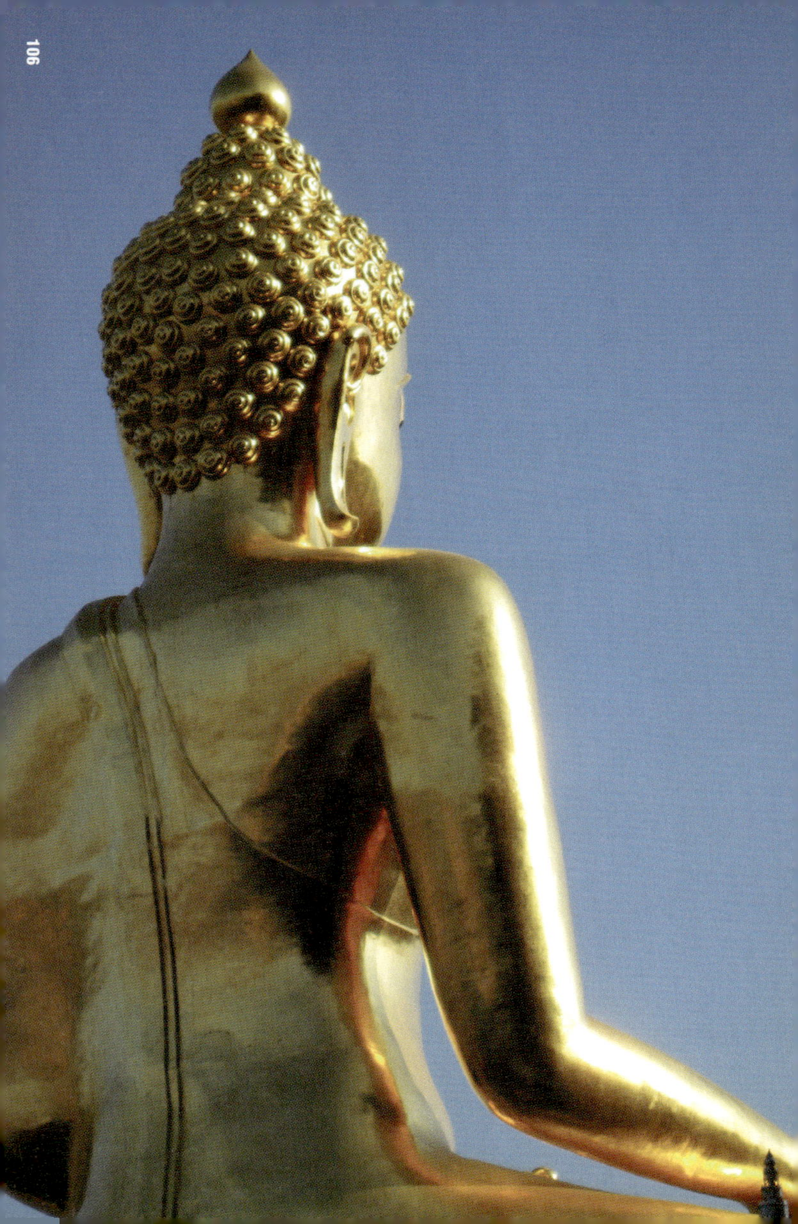

Emotionale Ausgeglichenheit

„Emotion" kommt aus dem Lateinischen; es setzt sich aus „ex" und „motio" zusammen. „Ex" bedeutet heraus und „motio" bedeutet Bewegung bzw. Erregung. Also bedeutet Emotion „heraus bewegen" bzw. „heraus erregen". Wenn wir uns von etwas heraus bewegen können, so muss es eine Mitte geben. Eine Mitte in der wir in Ruhe und Ausgeglichenheit sind. Im NadaBrahma bezeichnen wir diesen Zustand als innere Harmonie.

Emotion bringt uns aus der Mitte, aus der inneren Harmonie und wurde daher schon im antiken Rom als Störung betrachtet, ganz egal ob positiv oder negativ; Emotionen reißen den Menschen aus seiner Mitte. Auch der Begriff „emotionale Ausgeglichenheit" weist darauf hin, dass – solange keine Emotionen vorhanden sind – wir „in der Mitte" sind. Im NadaBrahma bedeutet Emotion Disharmonie bzw. Reibung oder Widerstand. Wird Disharmonie wieder in Harmonie aufgelöst, so ist sie positiv und belastet nicht. Im Gegenteil, sie belebt, regt an und animiert zu Aktivität.

Problematisch sind Emotionen nur dann, wenn sie nicht aufgelöst werden, weil dann die disharmonische Schwingung bestehen bleibt und ihre negative Wirkung zum Tragen kommt. Mit der NadaBrahma-Grundtonübung kann man sich selbst in die Mitte bringen und jede Art von emotionaler Störung bzw. Disharmonie auflösen.

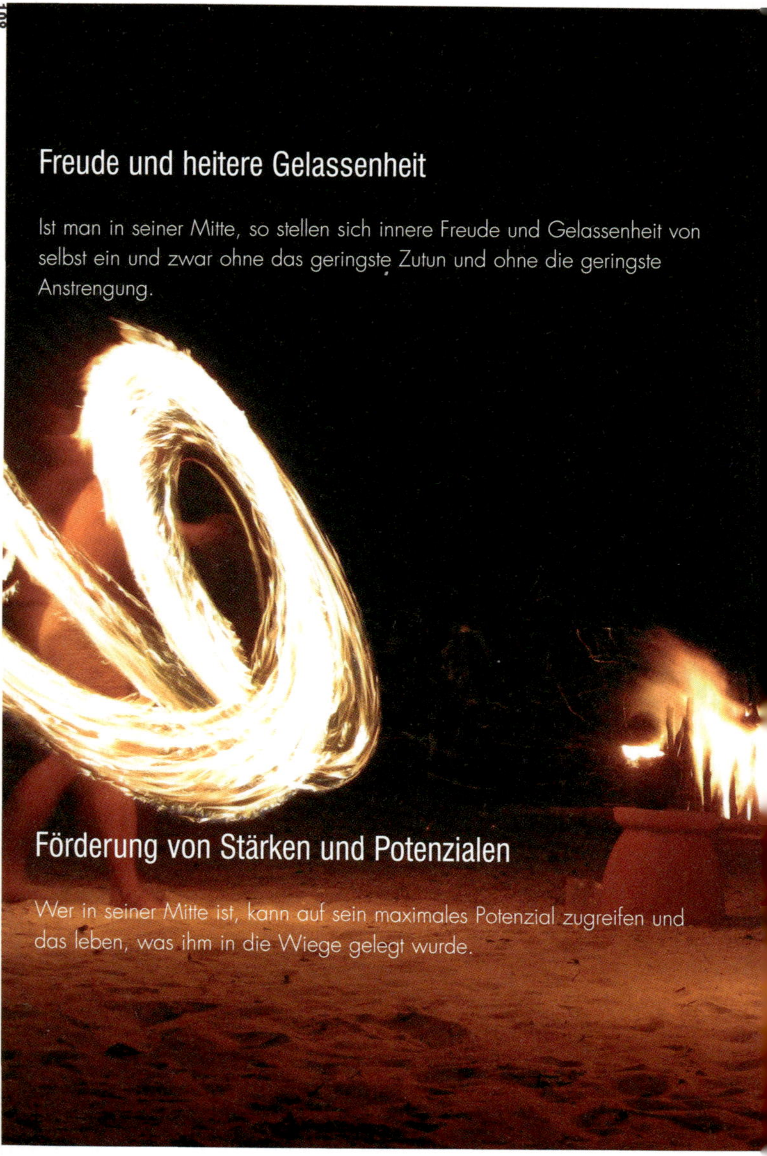

Freude und heitere Gelassenheit

Ist man in seiner Mitte, so stellen sich innere Freude und Gelassenheit von selbst ein und zwar ohne das geringste Zutun und ohne die geringste Anstrengung.

Förderung von Stärken und Potenzialen

Wer in seiner Mitte ist, kann auf sein maximales Potenzial zugreifen und das leben, was ihm in die Wiege gelegt wurde.

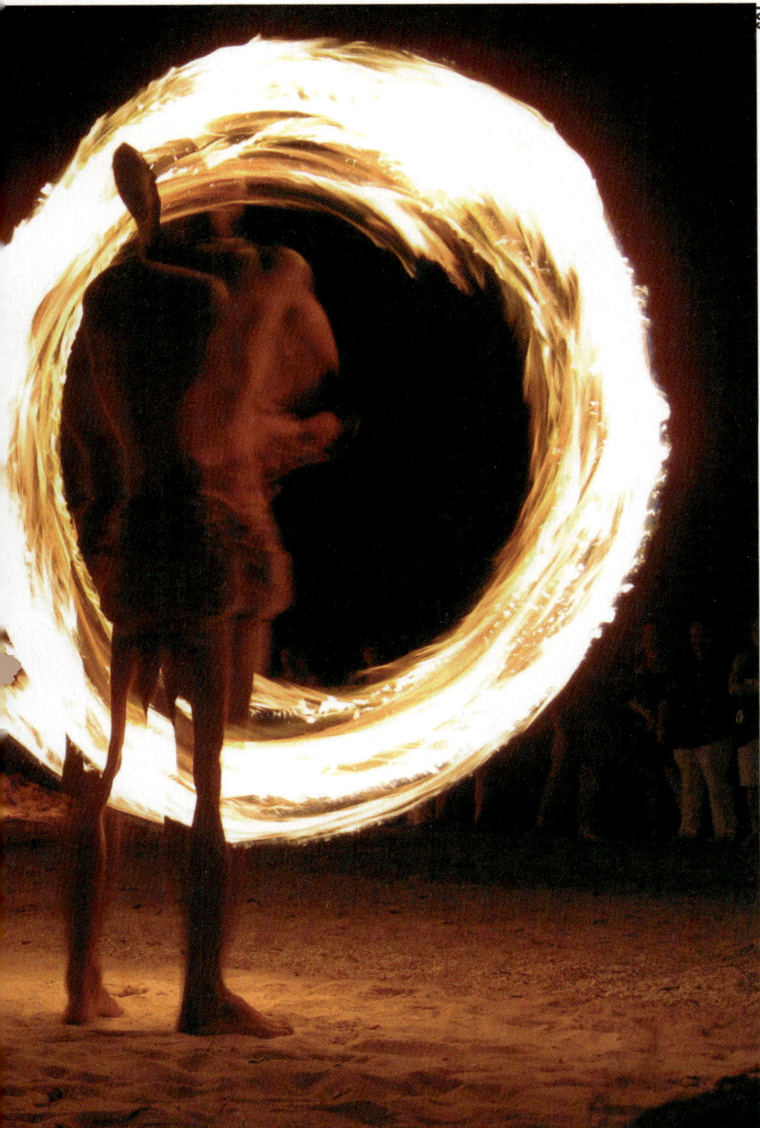

Innere Harmonie

Die innere Harmonie ist entscheidend für Lebensfreude, Vitalität und Gesundheit. Im Laufe unseres Lebens entfernen wir uns immer wieder von unserer inneren Harmonie. Wir nehmen Gesellschaftsmuster, Konditionierungen und hinderliche Gedankenstrukturen an. Oft sind wir bestrebt, die Erwartungen und Anforderungen anderer zu erfüllen; dabei tun wir Dinge, die nicht unserem Wesen entsprechen und irgendwann merken wir, dass unser Leben nicht mehr stimmig ist. Disharmonie, Unzufriedenheit, innere Leere, Nervosität, Gereiztheit, Stress, Burn-out und Krankheit sind Anzeichen dafür, dass wir aus unserer Mitte gekommen sind bzw. die innere Harmonie verloren haben. Wenn wir uns die Ursachen dafür genauer ansehen, so werden wir feststellen, dass der Auslöser immer eine Wahrnehmung ist, die mittels der fünf Sinne aufgenommen und vom Verstand als negativ oder unerwünscht bewertet wird. Dadurch entstehen Widerstände und diese erzeugen wiederum Emotionen. Sind sie stark genug, werden sie vom Verstand kategorisiert und im emotionalen Speicher abgelegt. Bald geraten sie in Vergessenheit und schlummern so im Unterbewusstsein vor sich hin, bis sich eine ähnliche Situation ergibt, und erwachen dann – als emotionale Erregung – zu neuem Leben. Für die Auflösung dieser emotionalen Störungen bieten sich mehrere Möglichkeiten an; die bekanntesten sind Gesprächstherapien, in denen die Vergangenheit aufgearbeitet – vielleicht sollte man eher sagen aufgewirbelt – wird. Dadurch entstehen oft schmerzhafte (mentale) Prozesse.
Die NadaBrahma-Grundtonübung löst die emotionalen Störungen „nonverbal" auf, das heißt ohne bewusstes Aufarbeiten. Es wird nicht in der Vergangenheit nach Ereignissen, Problemen und „Schuldigen" gesucht. Man kann bewusst (verstandesmäßig) nicht feststellen, was und wie aufgelöst wurde. Aber es wirkt: plötzlich lösen sich alte Konzepte, hinderliche Gedankenmuster bzw. Überzeugungen und Widerstände wie von selbst auf.

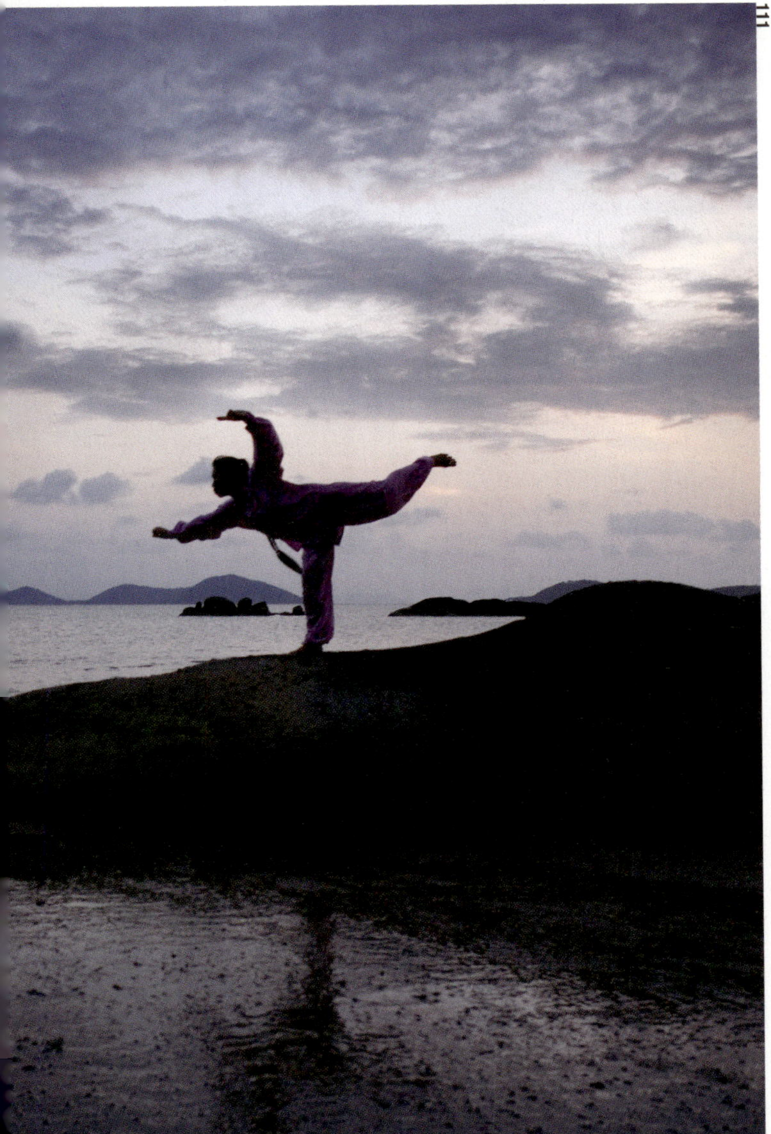

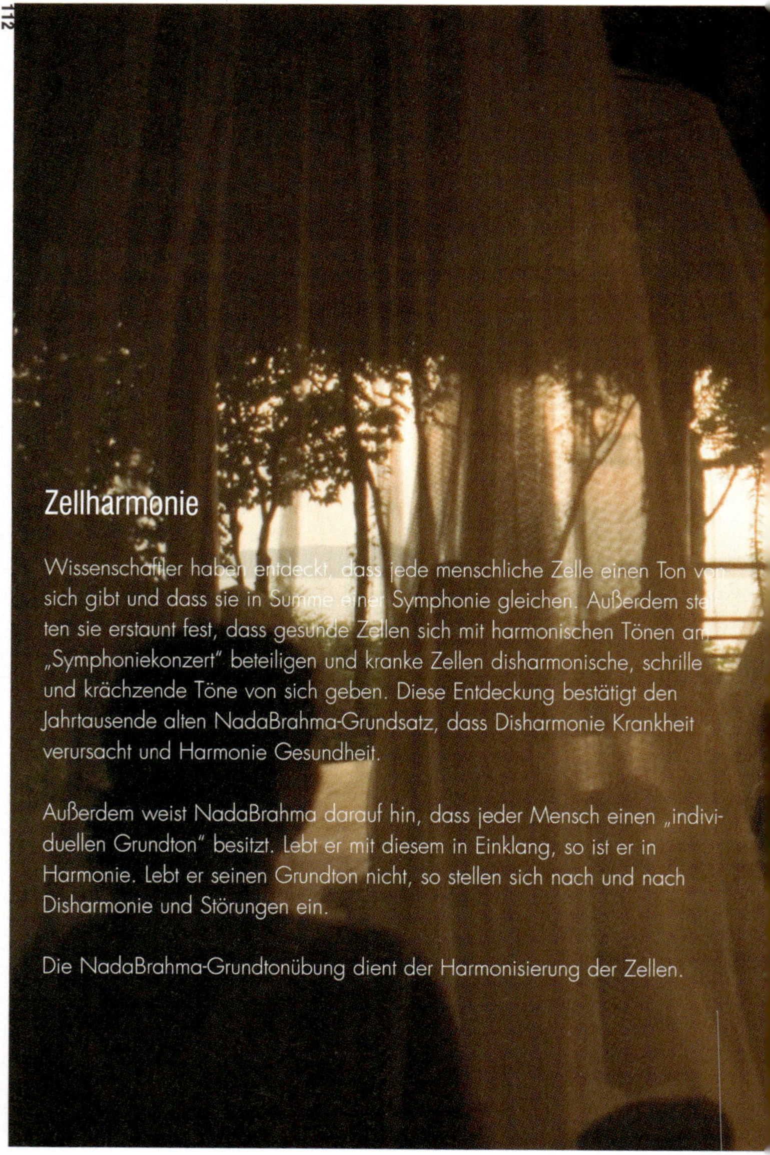

Zellharmonie

Wissenschaftler haben entdeckt, dass jede menschliche Zelle einen Ton von sich gibt und dass sie in Summe einer Symphonie gleichen. Außerdem stellen sie erstaunt fest, dass gesunde Zellen sich mit harmonischen Tönen am „Symphoniekonzert" beteiligen und kranke Zellen disharmonische, schrille und krächzende Töne von sich geben. Diese Entdeckung bestätigt den Jahrtausende alten NadaBrahma-Grundsatz, dass Disharmonie Krankheit verursacht und Harmonie Gesundheit.

Außerdem weist NadaBrahma darauf hin, dass jeder Mensch einen „individuellen Grundton" besitzt. Lebt er mit diesem in Einklang, so ist er in Harmonie. Lebt er seinen Grundton nicht, so stellen sich nach und nach Disharmonie und Störungen ein.

Die NadaBrahma-Grundtonübung dient der Harmonisierung der Zellen.

KAPITEL 18:
WARUM WIRD DIE NADABRAHMA-GRUNDTONÜBUNG MIT DER SILBE AUM GEMACHT?

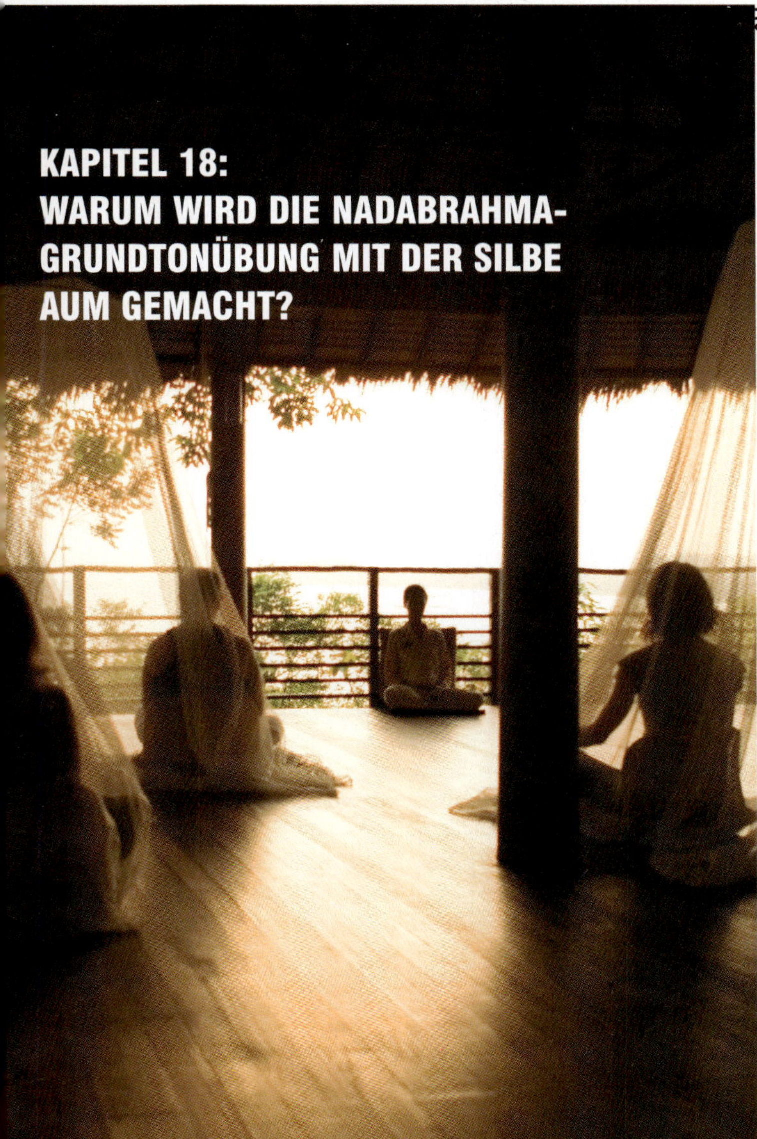

Mantras und Kurzgebete

Mantras sind Silben, Wörter oder Sätze mit einer besonderen Kraft. Im Prinzip sind alle Gebete Mantras. Je ursprünglicher die Sprache, desto wirkungsvoller. Allen voran gilt Sanskrit als optimale Sprache der Mantras, weil sie als die älteste und heiligste Sprache der Welt gilt. Auch das Wort „Mantra" kommt aus dem Sanskrit. Die Silbe „MAN" kommt von „MANANA/MANAS" und bedeutet Mensch bzw. das Wesen mit dem Intellekt. Die Silbe „TRA" bedeutet retten. Daher kann man Mantra mit „das, was Menschen retten kann" übersetzen.

Mantras bestehen aus Klang, Klang aus Schwingung und Schwingung ist Energie. Somit bestehen Mantras aus Energie und sie entwickeln diese durch die Verbindung von Klängen und Silben. Diese Energie ist unter dem Namen Prana bekannt; sie setzt im feinstofflichen Körper (elektromagnetisches Feld) den Energiefluss in Bewegung.
Mantras stehen immer in Beziehung mit dem Atem. Wird ein Mantra laut ausgesprochen, dann geschieht das mit dem Ausatmen, wird es leise (in Gedanken) wiederholt, so kann das mit dem Ein- oder Ausatmen geschehen.

Als höchstes und wirkungsvollstes Mantra gilt das AUM (OM). Der Urton, der kosmische Klang, der Klang, aus dem das Universum erschaffen wurde, der Klang, aus dem das ganze Universum besteht, der vollkommene Laut. In vielen spirituellen Lehren wird auf die Wichtigkeit und den Nutzen der Silbe AUM hingewiesen. NadaBrahma nutzt dieses Mantra mit einer ganz bestimmten Technik zur Auflösung von emotionalen Blockaden, Störungen, negativen Einflüssen und insbesondere zur Harmonisierung der Zellen.

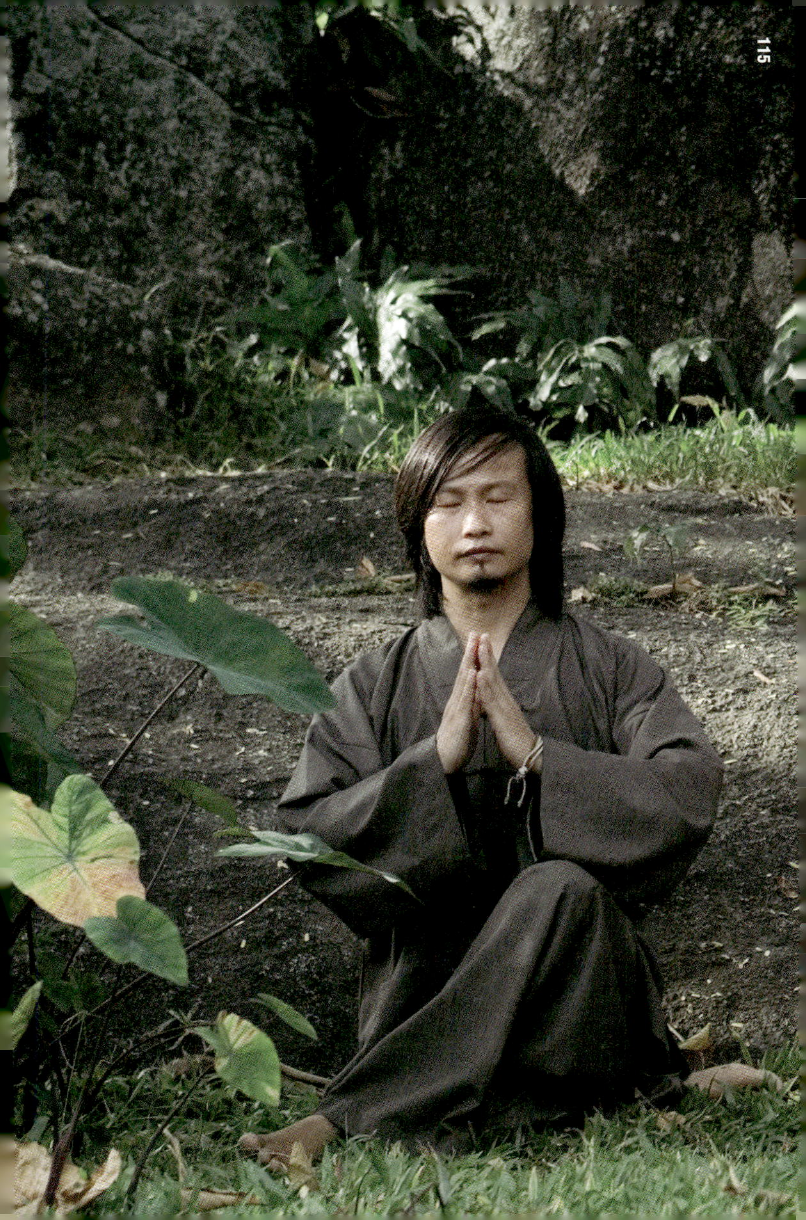

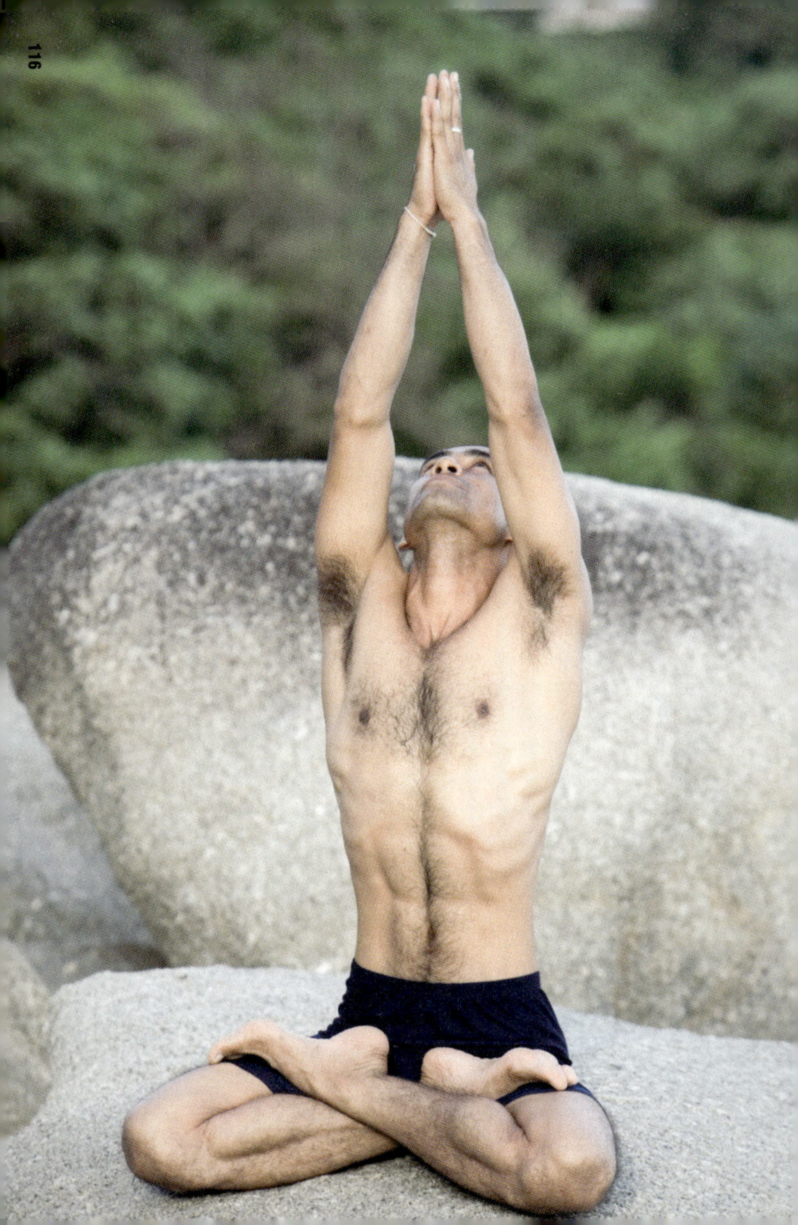

Bedeutung von AUM (OM)

In den alten spirituellen Schriften steht geschrieben, dass im „AUM" das Geheimnis der Selbsterkenntnis versteckt wurde. Es wird auch das Schöpfungsmantra genannt. Der Mensch besteht aus zwei Teilen, einem weltlichen und einem geistigen Teil. Der weltliche Teil ist die vergängliche Existenz und der geistige Teil ist die ewige Existenz. Wer sich beider Teile bewusst ist, fördert sein inneres Glück, die Zufriedenheit und seine innere Harmonie. Im „AUM" werden beide Teile angesprochen, mit A, U und M der weltliche und mit der Stille, die darauf folgt, der geistige Teil (Existenz).

Wirkung und Bedeutung von A, U und M

A

- Vibration in der Kehle und hinunter bis zum Nabel
- Bringt uns zu uns selbst, in die Mitte, gibt Ruhe, friedliche Stille, Selbstbewusstsein und erdet

U

- Vibration in der Kehle und bis zum Herz
- Berührt den Punkt der Freude (am Herz) in unserem Körper, bringt Leichtigkeit, Fröhlichkeit und Freude

M

- Vibration im Kopf und am spirituellen Auge
- Bringt uns zu unserem spirituellen Auge, in einen gehobenen und erhabenen Frieden

STILLE

- Überall
- Verbindet die weltliche Existenz mit der geistigen, das Vergängliche mit dem Ewigen, die Dualität mit der Einheit, die Wirkung mit der Ursache

Die NadaBrahma-Grundtonübung wird 21-mal wiederholt

Bei der NadaBrahma-Grundtonübung wird das „AUM" 21-mal wiederholt, dass heißt, 21-mal wird eine Verbindung zwischen der weltlichen und der geistigen Existenz hergestellt. Laut den Veden besteht der Mensch aus insgesamt 21 Bereichen und mit der Grundtonübung werden alle diese Bereiche gereinigt, vitalisiert und harmonisiert.
Das Wichtigste an der Grundtonübung ist die Verbindung von „AUM" und der Stille. Mit jedem „AUM" tauchen wir in unsere Urquelle, in unser wahres SEIN ein und von dort kommt die Kraft, die Lebensfreude, die Harmonie und das Gefühl des „ich bin".

Im ersten Abschnitt werden die physischen Tatorgane (Karmendriyas) harmonisiert und vitalisiert.
1. AUM: Ausdruck – Sprache, Stimme, Mund und Zunge
2. AUM: Zu- und Anfassen – Hände
3. AUM: Fortbewegung – Beine
4. AUM: Fortpflanzungs- und Geschlechtsorgane
5. AUM: Verdauungs- und Ausscheidungsorgane

Im zweiten Abschnitt werden die fünf Sinne (Jnanendriyas) harmonisiert und vitalisiert.
6. AUM: Sehsinn – Augen
7. AUM: Geruchsinn – Nase
8. AUM: Gehörsinn – Ohren
9. AUM: Geschmacksinn – Mund, Gaumen und Zunge
10. AUM: Tastsinn – Haut

Im dritten Abschnitt werden die fünf Energie- und Vitalkräfte (Pranas) harmonisiert und vitalisiert.
11. AUM: Prana – Lebensenergie und Vitalkraft. Sie ist gleichmäßig im ganzen Körper verteilt und für unsere Haut zuständig. Sie wird mit dem Buchstaben „A" und von der Nabelgegend stimuliert.
12. AUM: Apana – Lebensenergie und Vitalkraft. Sie wirkt nach unten und reguliert die Ausscheidung, außerdem ist sie für unser Blut zuständig.

Apana wird durch den Buchstaben „U" und von unserem physischen Herz stimuliert.

13. AUM: Samana – Lebensenergie und Vitalkraft.

Sie wirkt separierend, kontrollierend und ist für die Verdauung der aufgenommenen Nahrung zuständig, sowie für die chemischen Prozesse im Körper. Unser Fleisch wird von dieser Energie beeinflusst. Samana wird durch den Buchstaben „U" stimuliert und von unserer Herzgegend aus reguliert.

14. AUM: Vyana – Lebensenergie und Vitalkraft.

Ist im ganzen Körper verteilt, sie reguliert den Blutkreislauf und ist für unser Körperfett zuständig. Vyana wird mit dem Buchstaben „M" stimuliert und von der Gegend unseres dritten Auges (Stirnmitte) gesteuert.

15. AUM: Udana – Lebensenergie und Vitalkraft.

Wirkt aufsteigend und ist für die Ausscheidung durch den Mund (Atem und Erbrechen) zuständig. Sie reguliert unseren Knochenbau, wird mit dem Buchstaben „M" stimuliert und von jenem Bereich, wo unser drittes Auge sitzt, gesteuert.

Im vierten Abschnitt werden die fünf Hüllen (Koshas) harmonisiert und vitalisiert.

16. AUM: Annamaya – reguliert den materiellen Körper, der sich aus der aufgenommenen Nahrung bildet.

17. AUM: Pranamaya – reguliert den Energie- und Vitalkörper.

18. AUM: Manomaya – reguliert Mind, Emotion, Gedanken, Wünsche, Widerstände …

19. AUM: Vijnanamaya – reguliert den Intellekt und die Unterscheidungskraft.

20. AUM: Anandamaya – reguliert die Hülle der Glückseligkeit.

Der fünfte Abschnitt gilt dem gesamten Individuum.

21. AUM: Manas – Individuum. Es ist die Erkenntnis, dass das begrenzte Ego und die grenzenlose Urquelle in Wahrheit nicht getrennt sind. Individuum bedeutet unteilbar, denn „in" bedeutet nicht und „dividuum" kommt von dividieren.

KAPITEL 19: WIE WIRD DIE NADABRAHMA-GRUNDTONÜBUNG GEMACHT?

Voraussetzung

Idealerweise sollte man die NadaBrahma-Grundtonübung mit seinem eigenen, individuellen Grundton machen. Selbst kann man seinen Grundton nicht bestimmen; es gibt zwar einige Musiker und intuitive Personen, die ihren Grundton erahnen, aber ganz gewiss kann er mit der NadaBrahma-Stimmanalyse festgestellt werden.

Ist der eigene Grundton nicht bekannt, so kann die Übung auch auf dem Sonnenton „G" gemacht werden. Dieser Ton hat als einziger die Eigenschaft, dass er jeden anderen Grundton verstärkt und harmonisiert. Auch in Gruppen „tönt" man immer mit dem Sonnenton „G".

Damit der Ton genau getroffen wird, sollte man unbedingt eine Stimmgabel oder ein Musikinstrument zu Hilfe nehmen. Am einfachsten geht es mit der NadaBrahma-Grundtonübungs-CD, die für jeden Grundton erhältlich ist.

Die NadaBrahma-Grundtonübung mit einem Musikinstrument oder einer Stimmgabel:

Hier ist die Voraussetzung, dass der Grundton und die Quinte mit dem Instrument genau vorgegeben werden. Bei Musikern und Sängern reicht der Grundton, da sie aus diesem die Quinte ableiten können.

Instrument bereitlegen. Bequem und aufrecht hinsetzen, die Augen schließen, einige Male ruhig ein- und ausatmen, jetzt durch die Nase tief einatmen, den Grundton vorgeben und mitsingen.

Nachdem der Ton verklungen ist machen Sie eine Pause von ca. 5 Sekunden, in der Sie nicht atmen, sondern die Stille genießen. Dann atmen Sie wieder ca. 4 Sekunden durch die Nase ein und singen, bis die ganze Atemluft verbraucht ist. Machen Sie wieder eine Pause von ca. 5 Sekunden, in der Sie nicht atmen, dann beginnen Sie von vorne und wiederholen die Übung wie unten angeführt.

Zusammengefasst ist der Ablauf der Grundtonübung wie folgt:
Einatmen (4 – 5 Sekunden) – singen (bis der Atem aufgebraucht ist) – Stille (5 Sekunden) – einatmen usw.
Beginnen Sie die Grundtonübung, indem Sie den Buchstaben „A" dreimal singen und dabei Ihr Bewusstsein auf den Nabel lenken.
Singen Sie nun den Buchstaben „U" dreimal und zwar auf dem Ton der Quinte und lenken Sie Ihr Bewusstsein auf das Herz.
Jetzt singen Sie den Buchstaben „M" auf dem Ton der Oktave und lenken Ihr Bewusstsein auf das dritte Auge.
Nun beginnt die eigentliche Grundtonübung:
Singen Sie das AUM 21-mal im Glissando über eine Oktave, ausgehend von Ihrem Grundton über die Quinte zur Oktave. Das „A" etwas länger singen, dann schließen Sie einfach den Mund, bis sich die Laute „O", „U" und „M" ergeben. Das „M" lassen Sie auf dem spirituellen Auge ausklingen. Das Glissando sollte möglichst gleichmäßig nach oben gezogen werden. Folgen Sie mit Ihrem Bewusstsein dem Ton in Ihrem Körper und zwar in einer geraden Linie vom Nabel zum Herz und dann zum spirituellen Auge, dort lassen Sie den Ton verklingen. Sie können förmlich fühlen, wie er aus dem Körper tritt.
Um die Übung zu beenden, denken Sie nach dem 21. AUM (ohne einen Laut von sich zu geben) das AUM dreimal. Idealerweise sollte das AUM 21-mal gesungen werden. Bei Zeitknappheit kann man auch schon mal nach dem neunten Mal stoppen, das sollte aber nicht zur Regel werden. Für eine tiefe meditative Stimmung kann das AUM auch 108-mal gesungen werden.

Die NadaBrahma-Grundtonübung mit der CD

CD einlegen und in moderater Lautstärke abspielen. Bequem hinsetzen, aufrechte Wirbelsäule, die Augen schließen, einige Male ruhig ein- und ausatmen, mitsingen. Wenn der Ton leise zu hören ist, atmen Sie durch die Nase ein, wenn er lauter wird, singen Sie mit, wenn er abklingt, lassen Sie auch ihr Singen ausklingen. In der Stille bitte nicht singen und nicht atmen, denn in der Stille verbinden Sie sich mit Ihrem höheren Selbst, Ihrer Quelle, der Urenergie. Wenn der Ton auf der CD wieder leise zu hören ist, atmen Sie bitte ein, und wenn er lauter wird, singen Sie mit …

Die AUM-Übungen beginnen jeweils mit:

3 x A; singen Sie den Buchstaben „A" und lenken Sie Ihr Bewusstsein auf den Nabel

3 x U; singen Sie den Buchstaben „U" und lenken Sie Ihr Bewusstsein auf das Herz

3 x M; singen Sie den Buchstaben „M" und lenken Sie Ihr Bewusstsein auf das dritte Auge

21 x AUM. Singen Sie AUM im Glissando über eine Oktave. Das A etwas länger singen, dann schließen Sie einfach den Mund bis sich die Laute „O", „U" und „M" ergeben. Das „M" lassen Sie auf dem spirituellen Auge ausklingen. Folgen Sie dem Ton in Ihrem Körper in einer geraden Linie vom Nabel zum Herz und zum spirituellen Auge, dort lassen Sie den Ton verklingen und Sie können förmlich fühlen, wie er aus dem Körper tritt. Um die Übung zu beenden denken Sie (ohne einen Laut von sich zu geben) das AUM dreimal. Idealerweise sollte das AUM 21-mal (Track 1) gesungen werden. Bei Zeitknappheit kann man auch schon mal nach dem neunten Mal (es erklingt ein leiser Gong) stoppen. Für eine tiefe meditative Stimmung kann das AUM 108-mal gesungen werden (Track 2).

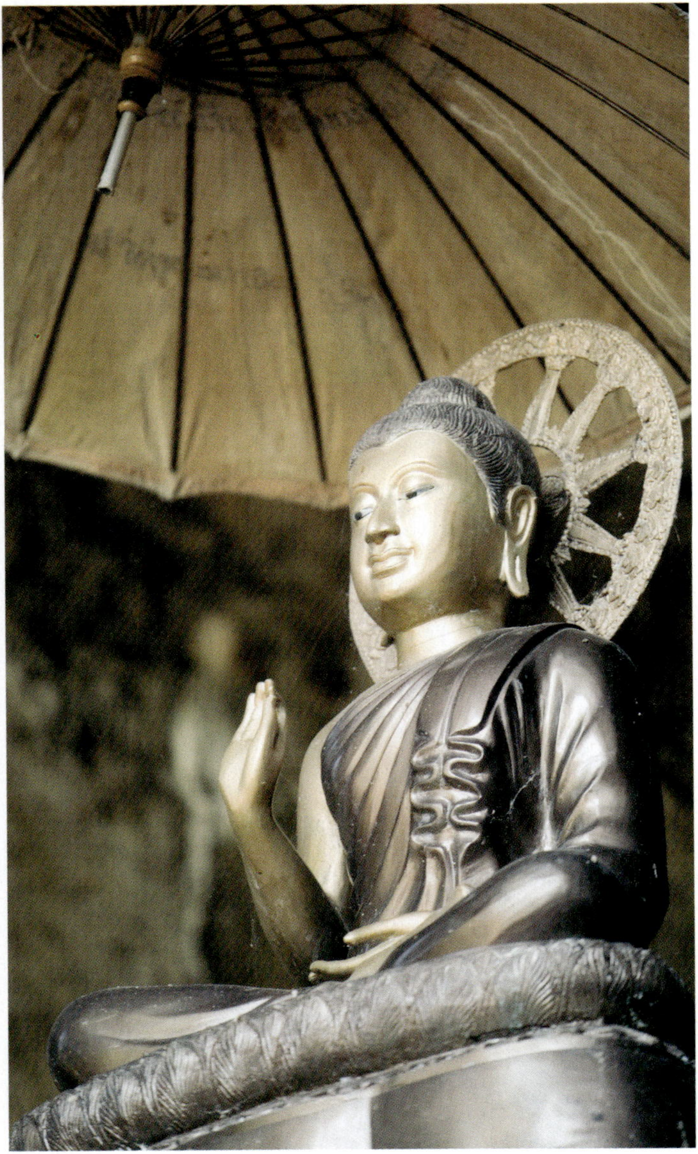

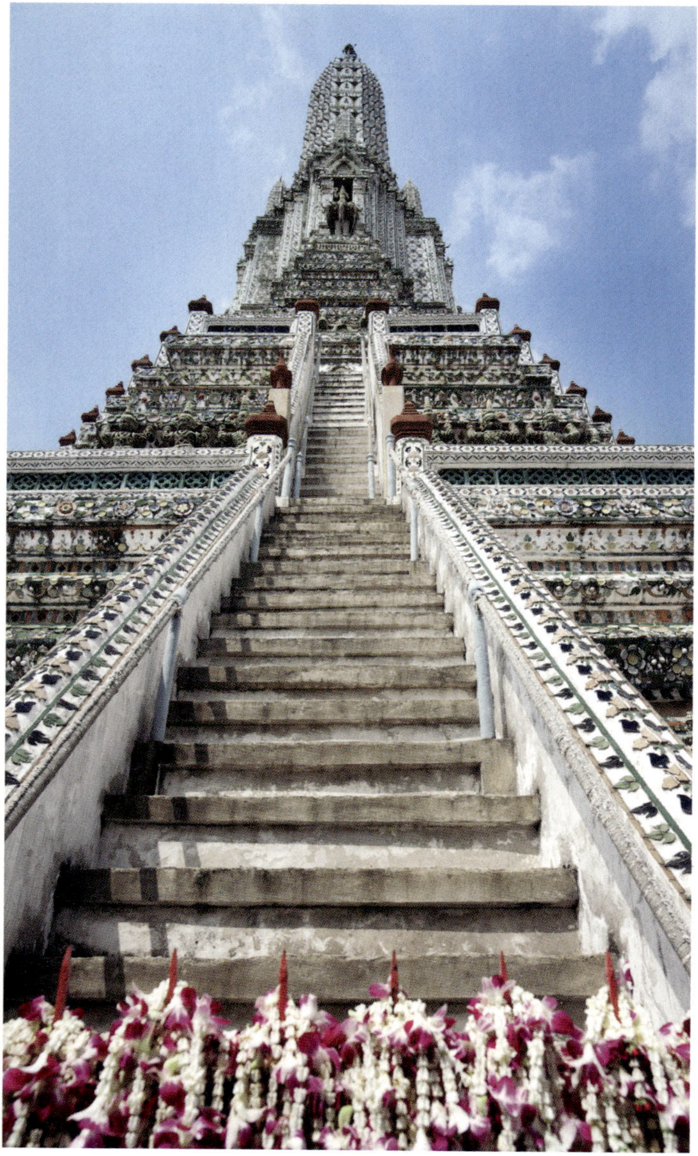

KAPITEL 20: DAS WICHTIGSTE AN DER NADABRAHMA-GRUNDTONÜBUNG

Die Laute A-U-M und die Stille

Die Laute A, U und M symbolisieren das Individuelle, Vergängliche, Weltliche, die Wirkung.
Die Stille symbolisiert unsere Quelle, das Sein, das Unvergängliche, das wahre Selbst.
Jedes Mal, wenn wir die Stille in der Übung erfahren, treten wir in unser wahres SEIN ein, in unsere ewige Existenz – dort, wo alles EINS ist. Von dort kommt die Kraft, die Lebensfreude, die Harmonie, die Selbstheilkraft und das Gefühl des „ICH BIN".

Meditation: ICH BIN!
Eine ähnlich harmonische Stimmung können Sie mit den beiden Worten „ICH BIN" herbeiführen.
Setzen Sie sich bequem hin, atmen Sie durch die Nase ganz ruhig zum Nabel hin ein und aus, schließen Sie Ihre Augen und lassen Sie die beiden Worte „ICH BIN" einige Minuten auf Sie wirken. Sollten Gedanken kommen, wiederholen Sie im Geiste „ICH BIN". Jedes Mal, wenn ein Gedanke aufkeimen möchte, folgen Sie ihm nicht, sondern richten Sie Ihr Bewusstsein wieder auf die beiden Worte „ICH BIN". Diese beiden Worte bringen Sie in kürzester Zeit in die innere Harmonie!

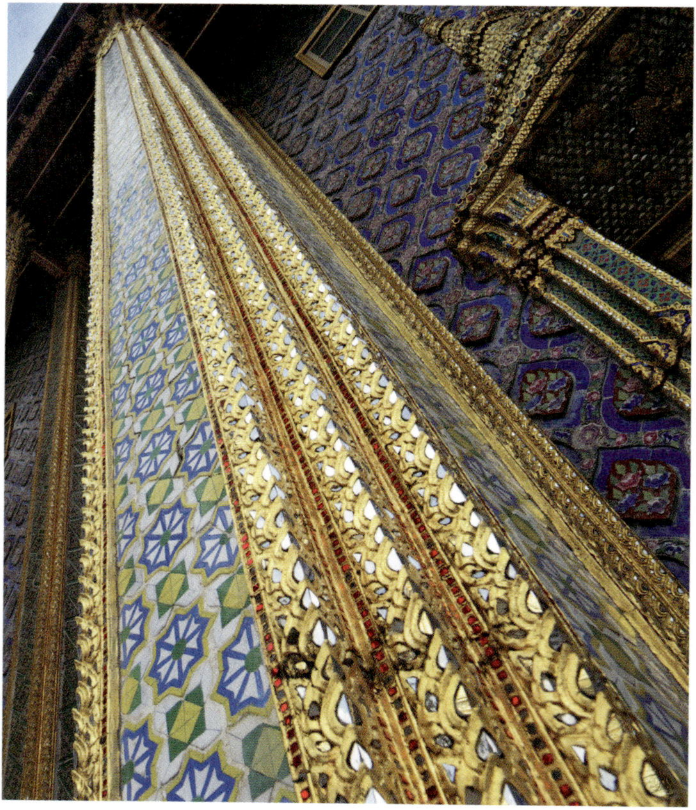

Grundton „G“

Die Grundtonübung wird auf dem individuellen Grundton gemacht. Ist der Grundton nicht bekannt, so kann die Übung auf dem Ton „G" gemacht werden. Die Wirkung des allgemeinen Grundtons liegt bei ca. 65%. Das heißt, wenn man den eigenen Grundton nicht kennt und mit dem allgemeinen („G") übt, so kann man ca. 65% seines inneren Potenzials damit erreichen. Die 100%ige Wirkung erzielt man nur mit seinem eigenen individuellen Grundton.

KAPITEL 21: NADABRAHMA-STIMMANALYSE WO UND WIE?

Wo und wie kann man die NadaBrahma-Stimmanalyse machen?

Bei allen NadaBrahma Stimmanalytikern, welche auf der Website *www.stimmanalyse.at* unter „Kontakt" angeführt sind. Alle aufgeführten Personen haben eine umfangreiche NadaBrahma-Stimmanalyse-Ausbildung beim Autor absolviert und regelmäßige Supervisionen gewährleisten gleiche Leistung und beste Qualität.

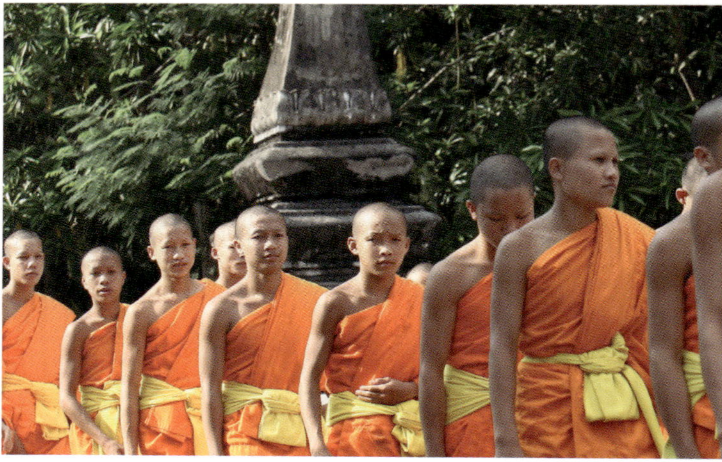

Vorbereitung zur individuellen NadaBrahma-Stimmanalyse

Der Grundton wird bei der Stimmanalayse in einer Einzelsitzung ermittelt. In der Regel wird die Stimmanalyse einmal im Leben gemacht, da sich der Grundton unter normalen Lebensbedingungen nicht ändert. Vor der Grundtonbestimmung sollten Dinge vermieden werden, die unsere Stimme beeinflussen oder gar verändern.

Im Einzelnen sind dies:

- ½ Stunde vor der Stimmanalyse nicht sprechen, keine Musik hören und keiner Unterhaltung zuhören
- 2 Stunden vorher nicht essen (selbstverständlich kann Wasser getrunken werden), nicht schlafen und körperliche Anstrengungen vermeiden

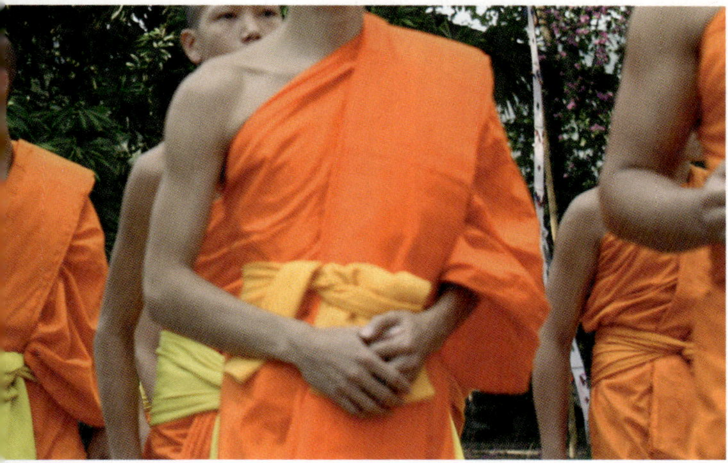

Ablauf einer NadaBrahma-Stimmanalyse

Die Gesamtdauer einer NadaBrahma-Stimmanalyse beträgt ca. 75 – 90 Minuten

1. Die Grundtonaufnahme dauert ca. 5 – 10 Minuten; dabei wird die Sprechstimme mit einem sensitiven Stimmgerät aufgezeichnet.
2. Der individuelle Grundton wird ermittelt (Dauer: ca. 5 – 15 Minuten).
3. Stimmanalyse (Dauer: ca. 50 Minuten). Anhand der Tonaufzeichnung der Sprechstimme wird nun die Analyse erstellt. Dabei werden Charakter, Eigenschaften, Fähigkeiten, Talente, Stärken und Schwächen, Vorlieben und Abneigungen, Probleme, Sorgen, Ängste und Widerstände ermittelt. Außerdem werden die Grundfarbe und die Herzfarbe aufgezeigt und wo andere Farben den Körper besonders beeinflussen.
4. Erlernen der NadaBrahma-Grundtonübung (Dauer: ca. 10 – 15 Minuten). Das AUM wird in der mittleren Oktave als Glissando über eine Oktave gesungen (hier wird gezeigt, wie man verschiedene Körperpunkte genau anspricht und was dadurch bewirkt wird).

Kontrolle nach ca. 4 – 6 Wochen

Dauer: ca. 45 Minuten. Bei der Nachkontrolle wird die Stimme noch einmal aufgenommen und ausgewertet. Dies kann bei regelmäßigem Üben (ca. 5 – 7 Mal pro Woche) nach 4 bis 6 Wochen geschehen.
Es werden die bereits erzielte Wirkung und der Harmonisierungsprozess genau überprüft. In der Regel kann bei der Nachkontrolle der Erfolg bereits eindeutig festgestellt werden.
Der Ablauf und die Ausführung der NadaBrahma-Grundtonübung werden überprüft. Persönliche Eigenschaften und Veränderungen werden besprochen. Eine weitere Kontrolle ist in der Regel nicht mehr nötig, die Übung kann nun selbständig fortgesetzt werden, bis sich die letzten Blockaden und negativen Gedankenmuster aufgelöst haben.

NadaBrahma und Heilung

Obwohl gerade in der heutigen Zeit sehr viel über die Ursachen von Krankheiten geforscht wird, liegt die endgültige Wahrheit im Verborgenen. Selbst wenn irgendwelche Bakterien, Viren oder sonst etwas als „Ursachen" bezeichnet werden, so stellt sich doch die Frage, warum nur bestimmte Menschen betroffen sind. Erwiesen ist aber, dass vor der Krankheit eine Veränderung im Zellbereich eintritt. Fallen die Zellen aus ihrer harmonischen Grundschwingung und hält diese Disharmonie auf der Zellebene lange und intensiv genug an, so kann dort eine Krankheit entstehen. Dass gesunde Zellen harmonische und kranke Zellen disharmonische Schwingungen verströmen, ist bereits wissenschaftlich erwiesen und genau damit sind wir bei NadaBrahma. Die NadaBrahma-Grundtonübung wurde nicht entwickelt, um Krankheiten zu heilen, sondern um die innere Harmonie wieder herzustellen bzw. zu festigen. Denn wenn die Zellen wieder in Harmonie gebracht werden, verliert die Krankheit ihren Nährboden, die Disharmonie. Mit der Grundtonübung wird die harmonische Schwingung in jede Zelle gebracht, der ganze physische und feinstoffliche Körper wird mit Harmonie durchflutet.

Die beste Wirkung wird mit dem eigenen individuellen Grundton erzielt, die Übung wirkt jenseits des Verstandes und kann, wenn sie richtig gemacht wird, den Menschen in einen reinen, puren, extrem aufnahmefähigen und spirituellen Zustand versetzen. Dabei wird ein großes Energiepotenzial – nämlich spirituelle Energie – freigesetzt bzw. aktiviert. Damit kann die Harmonie wiederhergestellt werden und die Selbstkorrektur (Selbstheilkraft) kann ihre segensreiche Kraft entfalten.
Seit ich die NadaBrahma-Stimmanalyse durchführe und die Grundtonübung weitergebe, haben mir viele Menschen von der positiven Wirkung auf Körper, Geist und Seele berichtet.
Eine Dame aus Niederösterreich kam durch eine schwere Trennung in eine depressive Stimmung, die jahrelang anhielt; sie verlor die Lebensfreude und Antriebskraft. Als sie zur NadaBrahma Stimmanalyse kam, waren ihr Energiehaushalt und ihre Vitalität auf einem Minimum angelangt.

Nach etwa 14 Tagen rief sie mich an und berichtete, dass ihre depressive Stimmung plötzlich weg und sie wieder voller Lebensfreude sei. Auch die Energie und Antriebskraft kehrten wieder zurück und sie fragte mich, ob das die Grundtonübung bewirkt habe, die sie täglich ganz gewissenhaft machte und die ihr auch große Freude bereitete. Ich antwortete wie immer auf solche Fragen: „Wunderbar! Ob es die Grundtonübung war oder nicht, ist doch nebensächlich. Hauptsache ist, dass diese Negativitäten weg sind."

Eine Dame aus Bayern hatte jahrzehntelang Asthmaanfälle. Sie berichtete mir später, dass nach 6 Wochen Grundtonübung die Anfälle plötzlich ausblieben und nicht mehr zurückkamen.
Eine Dame aus der Steiermark litt an einer schlimmen Allergie. Sie erzählte, dass sich die Allergie nach nur 4 Wochen Grundtonübung in nichts aufgelöst habe.
Ein Herr aus Salzburg, der nur mithilfe von Krücken etwa 20 – 30 Meter weit gehen konnte, machte nach 6 Wochen Grundtonübung wieder längere Spaziergänge. Nach etwa vier Monaten konnte er seine Krücken ganz weglegen.

Ich könnte noch viele Erfahrungsberichte wiedergeben, selbst spektakuläre, aber NadaBrahma benötigt keine Referenzen, Beweise oder Rechtfertigungen. Wer sich von der NadaBrahma Philosophie angesprochen fühlt, wird die Grundtonübung kennenlernen und kann sich dann über ihre Wirkung selbst ein Urteil bilden.

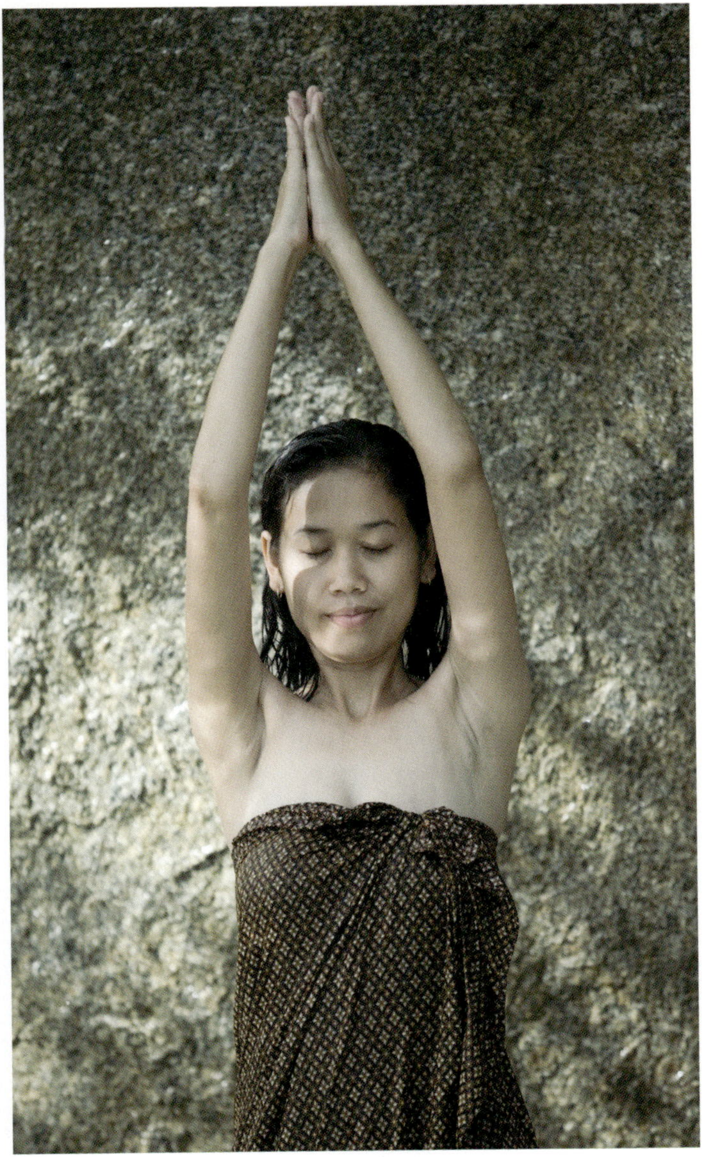

Business-Stimmanalyse mit der Erstellung eines Berufsprofils

Mit der NadaBrahma-Business-Stimmanalyse findet man heraus, welche Eigenschaften und Talente man in die Wiege gelegt bekam, welche man entwickelt hat und welche man zur Zeit lebt. Daraus kann man genau erkennen, für welche Art der Tätigkeit man besonders geeignet ist und für welche eben nicht.

Im geschäftlichen Bereich ist das NadaBrahma-Business-Stimmprofil, gerade bei der Neubesetzung von Stellen, von größtem Wert. Stellen Sie sich nur vor, dass man folgende Eigenschaften einwandfrei feststellen kann:
Verhandlungsgeschick, Führungseigenschaften, charismatische Ausstrahlung, Kommunikationseigenschaften, Kreativtät, Vielseitigkeit, Temperament, logische Vorstellungskraft, starke Persönlichkeit, Intuition, soziale Einstellung, intellektuell, kritisch, analytisch, Sinn für Präzision, Ehrgeiz, Disziplin, geschäftstüchtig, Organisationstalent, zuverlässiger Charakter, unabhängig, sehr korrekt, freiheitsliebend, Ästhet, metaphysische Veranlagung, analytisch, perfektionistisch, verantwortungsbewusst und vieles mehr.
Die Erstellung eines NadaBrahma-Berufsprofils wird derzeit nur vom Autor selbst angeboten.

Über den Autor

Der österreichische Wissensvermittler, spirituelle Berater und Autor Friedrich Leitner absolvierte die Ausbildung „Music Therapy NadaBrahma System" bei Vemu Mukunda, außerdem verband ihn mit Vemu eine spirituelle Freundschaft. Mukunda (1929 – 2000) hat als indischer Wissenschaftler und Musiker in jahrelanger Forschungsarbeit dieses wunderbare Wissen erforscht, analysiert und daraus sein NadaBrahma System entwickelt.

Friedrich Leitner führt seit 1995 Forschungsarbeiten in Bezug auf die NadaBrahma Stimmanalyse durch. Seine Aufmerksamkeit ist dabei auf die menschliche Stimme gerichtet und zwar, wie man über sie eindeutige und zuverlässige Aussagen über Charakter, Talente, Stärken, Vorlieben, Schwächen, Abneigungen, Entwicklung etc. machen kann, und wie die eigene Stimme zum Abbau von emotionalen Störungen und zur Wiederherstellung bzw. zur Stabilisierung der inneren Harmonie genutzt werden kann. Dabei stützt er sich auf das von Mukunda erforschte Wissen und auf seine eigenen umfangreichen Erfahrungen und Erkenntnisse. Seine Methode nennt er „NadaBrahma-Stimmanalyse".

Er setzt sich für die praktische Anwendung und Verbreitung dieser Lehre ein, bietet selbst NadaBrahma-Stimmanalysen an und bildet auch NadaBrahma-Stimmanalytiker aus.

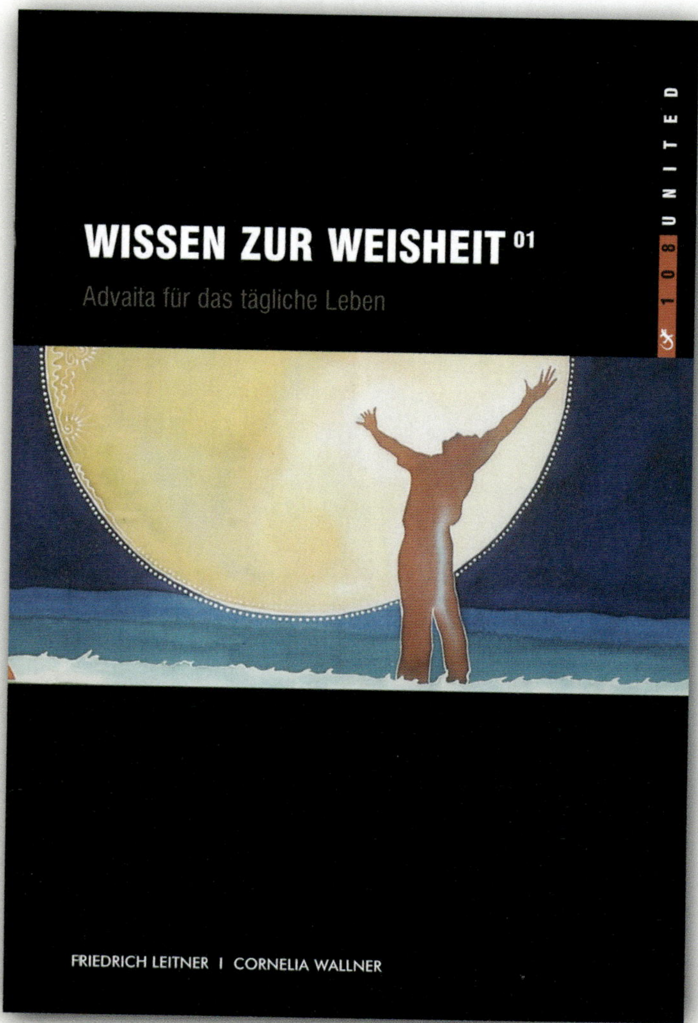
WISSEN ZUR WEISHEIT 01
Advaita für das tägliche Leben
108 UNITED
FRIEDRICH LEITNER | CORNELIA WALLNER

Ein interessantes Buch zu lesen ist wunderbar. Man kann sich Ideen, Anregungen und Hilfestellungen holen. Oft hat man jedoch nicht die Zeit und die Muse, lange Kapitel zu lesen, aber möchte trotzdem Klarheit, um ein Problem, eine Sorge oder einen Widerstand zu durchschauen bzw. aufzulösen. Dazu reicht manchmal schon eine einzige Aussage oder kurze Bemerkung; sie muss nur den richtigen Punkt treffen. Der Autor beschäftigt sich seit Jahren damit, das innewohnende Potenzial von Menschen zu erwecken. Zu diesem Zweck veranstaltet er Seminare unter dem Titel „Wissen zur Weisheit". Es wird Wissen vermittelt, das sich durch die Anwendung im täglichen Leben in Weisheit verwandelt und letztendlich die innewohnende Selbsterkenntnis erweckt. Die 72 Sprüche dieses Buches repräsentieren den Extrakt aus den Seminaren.

Möchtest Du unglücklich sein,
so frag nach dem „Warum".

WISSEN ZUR WEISHEIT
Advaita für das tägliche Leben
Text und Idee: Friedrich Leitner
Bilder: Cornelia Wallner
11x16 cm, 144 bebilderte Seiten
ISBN 978-3-902612-61-8
EURO 12,80

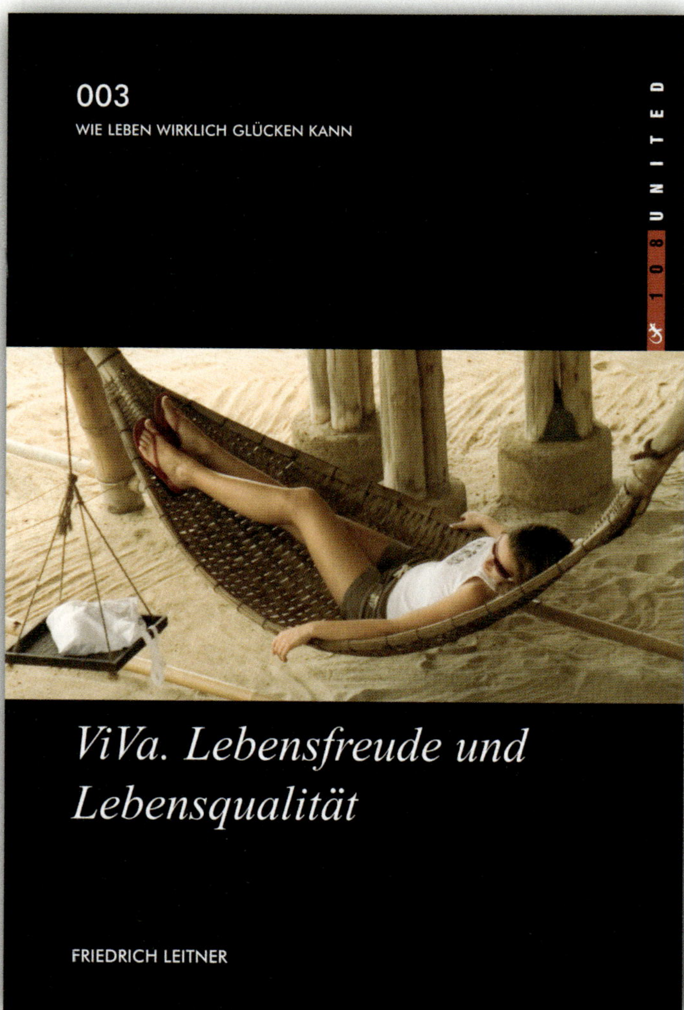
003
WIE LEBEN WIRKLICH GLÜCKEN KANN
108 UNITED
ViVa. Lebensfreude und Lebensqualität
FRIEDRICH LEITNER

Einfache und doch sehr wirksame Methoden, um die Lebensqualität und die Lebensfreude sofort zu steigern.
Es geht um die Gedankenkontrolle! Kontrollieren Sie Ihren Verstand oder kontrolliert er Sie? Es sind nicht die Umstände oder Situationen, die Sie glücklich oder unglücklich machen, sondern wie Sie darüber denken. Wenn Sie Ihre Gedanken lenken, umpolen oder stoppen können, so haben Sie Ihren Verstand unter Kontrolle, können Sie das nicht, so kontrolliert Ihr Verstand Sie. Wenn Sie Ihre Gedanken im richtigen Moment abschalten oder ändern (umpolen) können, so halten Sie auch den Schlüssel zu mehr Lebensqualität, Erfolg und Freude in Ihrer Hand.

Die „ViVa-Methode" setzt auf das bewusste Einsetzen der Gedankenkraft. Praktische und verständliche Übungen werden vorgestellt, sie können vom Leser sofort an die eigene jeweilige Situation angepasst werden.
Eine chinesische Weisheit besagt: „Die Lebensspanne ist dieselbe, ob man sie lachend oder weinend verbringt." Die ViVa-Philosophie lautet wie folgt: „Glücklich sein ist ein Konzept, unglücklich sein auch, nimm was Dir lieber ist!"

VIVA. LEBENSFREUDE UND LEBENSQUALITÄT

Wie Leben wirklich glücken kann
(erscheint im Herbst 2008)
Text und Idee: Friedrich Leitner
EURO 12,80

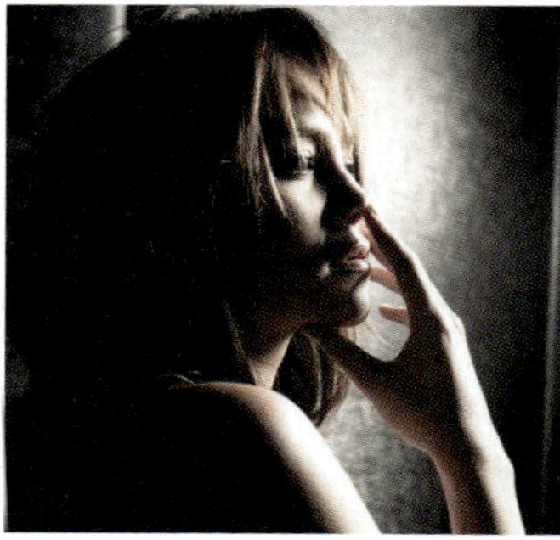

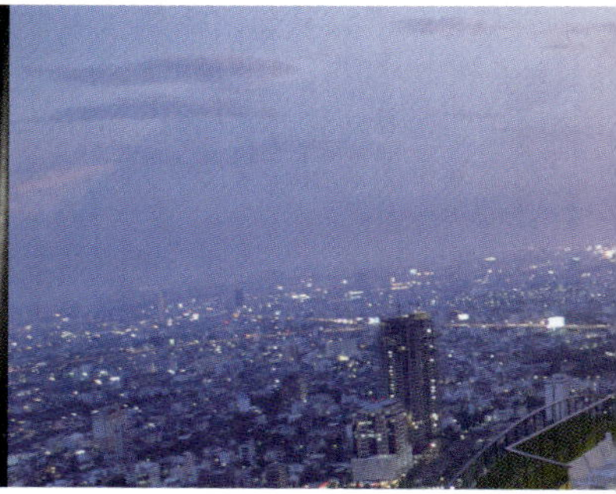

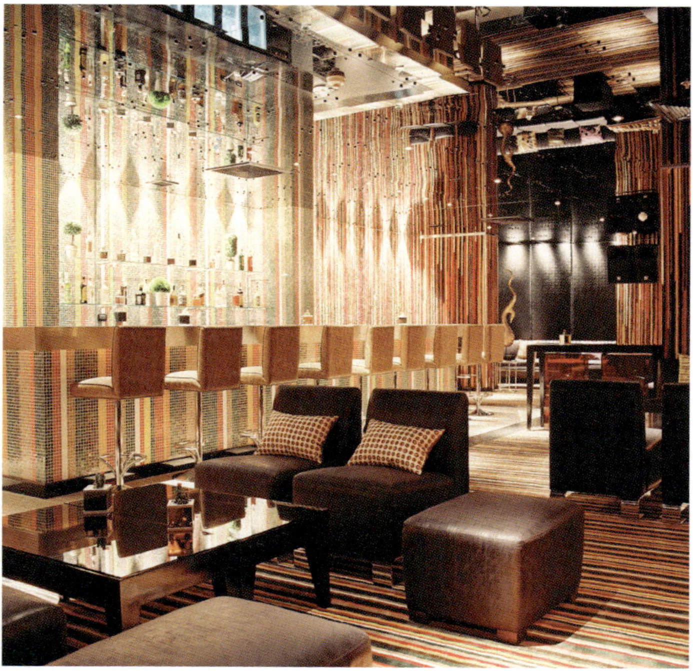

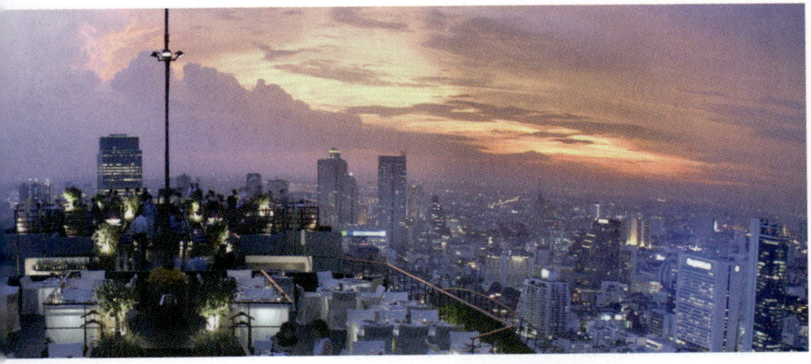

Bangkok bietet eine faszinierende Mischung von östlichem Lebensstil und westlichem Outfit. „The Big Mango" ist in mehrfacher Hinsicht eine sehr außergewöhnliche asiatische Metropole, vermutlich sogar der wichtigste Taktgeber der Region – in jedem Fall jedoch der sich am schnellsten wandelnde. Der Stopoverguide wird Ihnen helfen, sich im Dickicht zurecht zu finden, die aktuellen Highlights und zeitlosen „Must See´s" zu finden. Wir führen Sie zu den empfehlenswertesten Restaurants, den wichtigsten Tempelanlagen, nehmen Sie mit auf eine Reise in den Untergrund und wieder zurück. Hier finden Sie das Wesentliche und Aktuellste. 108UNITEDs Stopoverguide für Bangkok – Ihr Navigationssystem im Einsteckformat.

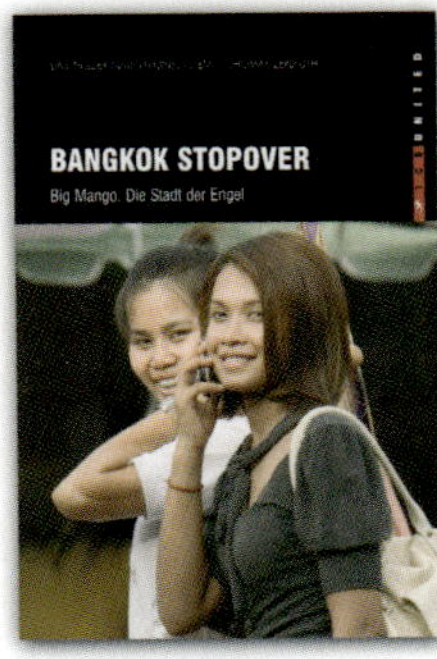

BANGKOK STOPOVER

Big Mango. Die Stadt der Engel
11x16 cm, 144 bebilderte Seiten
ISBN 978-3-902612-12-0
EURO 12,80

Weiters erscheinen i
Vorarlberg Stopov
Bregenz Stopo
Vorarlberg T
Vorarlber

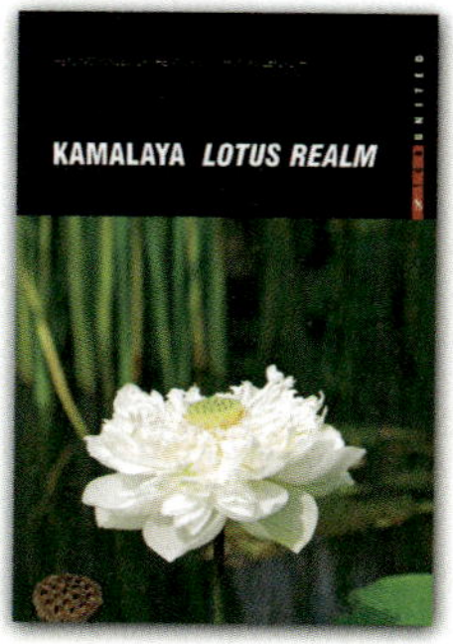

KAMALAYA *LOTUS REALM*

A Life Changing experience
144 bebilderte Seiten
ISBN 978-3-902612-14-4
EURO 12,80
(deutsch-englische Ausgabe)

Kamalaya ist ein Wellness-Paradies auf der tropischen Insel Koh Samui in Thailand. Ein Ort der Begegnung, des Nachdenkens, des einfachen Seins im Einklang mit einer einmalig schönen Natur. Der Name *Kamalaya* bedeutet „Kamal" bzw. „Lotus" und *alaya* steht für „Reich" – eine alte symbolische Bezeichnung für Wachstum und Entfaltung des menschlichen Geistes. Dies hat hier eine Tradition, denn Kamalaya ist um eine alte Felsengrotte gebaut, in die sich früher buddhistische Mönche in die Stille und zum Meditieren zurückzogen. „Kamalaya" beschreibt eindrücklich und mit wunderschönen Aufnahmen, auf welchen Gesundheitssäulen das Heilungshotel steht und welcher Philosophie es sich verpflichtet fühlt.

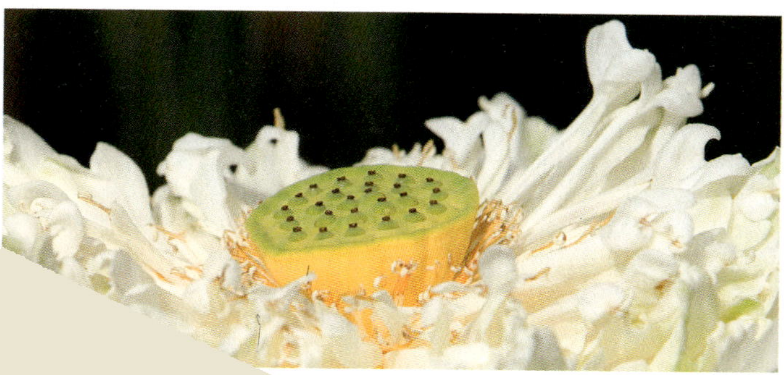

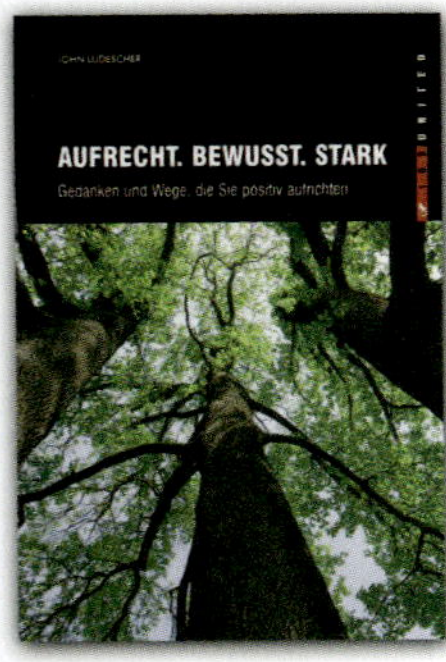

AUFRECHT. BEWUSST. STARK

Gedanken und Wege, die Sie positiv aufrichten
John Ludescher
ISBN 978-3-902612-65-6
EURO 12,80

Ein Mensch, der den Bezug zur Ganzheit erfährt, seinem inneren Wesen entspricht und damit auch in der Welt sein Glück, seine Entwicklung und seine Entfaltung ermöglicht, ist stark in der Erde verwurzelt und hat seinem Schwerpunkt nicht im Kopf oder im Herz, sondern weiter nach unten verlagert. Gleichzeitig hat er sich aufgerichtet und steht über sein ungeknicktes Rückgrat in Verbindung mit dem Himmel. Es geht immer um den ganzen Menschen, der als Mikrokosmos Ausdruck des größeren Ganzen, des Makrokosmos, der Natur ist. Beide folgen denselben Gesetzmäßigkeiten und energetischen Prinzipien, da der Mensch unmittelbar mit den natürlichen Elementen und Kräften verbunden ist und nicht aus der Natur herausgelöst werden kann. Ein solcher Mensch versteht sich als Mittler zwischen Himmel und Erde, der über die Aufrichtekraft (Leichtkraft) mit dem Himmel und über die Schwerkraft mit der Erde verbunden ist.

John Ludeschers ABS-Philosophie dient der Auf- und Neuausrichtung des Menschen und zeigt, wie sich die Lebensenergie pflegen und für einen gesunden Wandlungsprozess einsetzen lässt. ABS folgt der Idee einer aufgerichteten Wirbelsäule, die eine senkrechte Achse zwischen Himmel und Erde darstellt und damit zum Kanal wird, durch den die Lebensenergie strömen und sich verwirklichen kann.

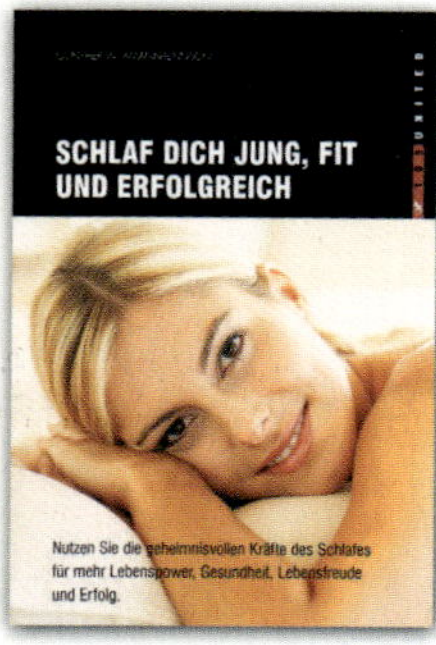

SCHLAF DICH JUNG, FIT UND ERFOLGREICH

Günther W. Amann-Jennson
Nutzen Sie die geheimnisvollen Kräfte
des Schlafes für mehr Lebenspower,
Gesundheit, Lebensfreude und Erfolg
ISBN 978-3-902612-16-8
192 Seiten
EURO 14,80

Unsere hektische Zeit mit ihren globalen Veränderungen birgt viele Gefährdungen für Schlaf, Gesundheit, Vitalität und Erfolg. Der Schlaf hat nicht nur eine außerordentliche Bedeutung für Psyche und Gehirn, sondern auch für den Stoffwechsel und das Immunsystem. Je größer die täglichen Herausforderungen des Lebens, umso wichtiger ist der Schlaf. Der gute Schlaf verlangt neuartige, ganzheitliche Schlafkonzepte. Die Schlaf-gesund-Philosophie des bekannten Schlafexperten Günther W. Amann-Jennson erfüllt alle bekannten orthopädischen, materialbedingten, wohnbiologischen und bioenergetischen Anforderungen für die höchstmögliche Schlafqualität und Regeneration von Körper, Seele und Geist.

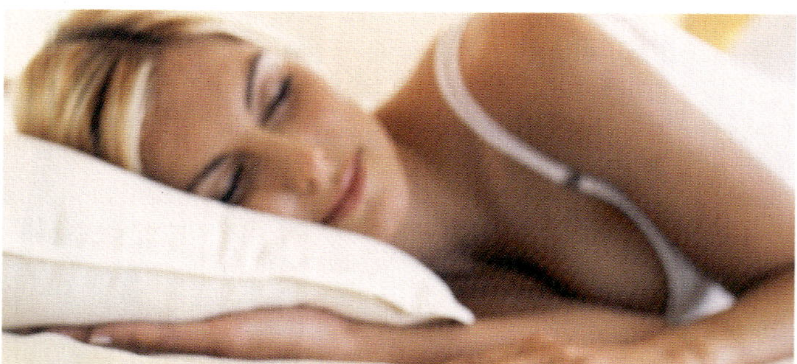